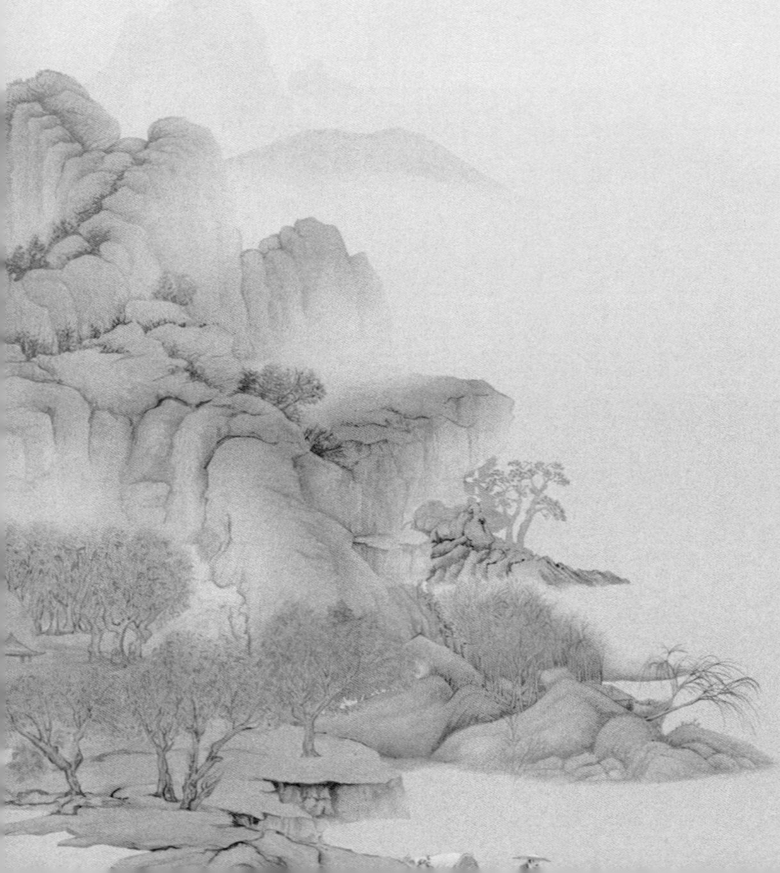

中西医结合诊疗方略

儿科常见疾病

张莹翠 编著

甘肃科学技术出版社

甘肃·兰州

图书在版编目（CIP）数据

儿科常见疾病中西医结合诊疗方略 / 张莹翠编著.
兰州：甘肃科学技术出版社，2025.5. -- ISBN 978-7
-5424-3319-0
Ⅰ．R720
中国国家版本馆CIP数据核字第202577F1N3号

儿科常见疾病中西医结合诊疗方略
ERKE CHANGJIAN JIBING ZHONG-XIYI JIEHE ZHENLIAO FANGLÜE

张莹翠　编著

责任编辑　陈学祥
封面设计　麦朵设计

出　版	甘肃科学技术出版社		
社　址	兰州市城关区曹家巷1号　730030		
电　话	0931-2131572（编辑部）　0931-8773237（发行部）		
发　行	甘肃科学技术出版社	印　刷	甘肃发展印刷公司
开　本	880毫米×1230毫米　1/32	印　张 6.5　插页 2　字　数 162千	
版　次	2025年5月第1版		
印　次	2025年5月第1次印刷		
印　数	1~1800		
书　号	ISBN 978-7-5424-3319-0	定　价　48.00元	

图书若有破损、缺页可随时与本社联系:0931-8773237
本书所有内容经作者同意授权，并许可使用
未经同意，不得以任何形式复制转载

前　言

近年来，儿科疾病种类繁多，病情复杂多变，给临床诊疗带来了巨大挑战。传统西医治疗虽然在一定程度上能够控制病情，但往往伴随着副作用和药物耐药性的问题，而中医则以其独特的理论体系、丰富的诊疗经验和温和的治疗手段，在儿科疾病的治疗中展现出了独特的优势。中西医结合，将两者优势互补，既能快速控制病情，又能调理身体，提高患儿的免疫力，减少疾病复发。因此，笔者深感有必要将中西医结合的诊疗方法系统化、规范化，以便更好地服务于广大儿科患者。

本书通过系统介绍儿科常见疾病的中西医结合诊疗方法，为儿科医生及医学爱好者提供全面、实用的诊疗指南，通过阐述中西医结合在儿科疾病治疗中的优势，推动中西医结合疗法在儿科领域的广泛应用，并且旨在提高儿科医生及医学爱好者的诊疗水平，帮助他们更好地服务于广大儿科患者。

本书共十章，第一章概述儿科基础内容，分析小儿年龄分期与生长发育、小儿生理病理特点、小儿喂养与保健、儿科诊疗等内容。第二章至第十章均围绕儿科常见疾病展开，详细阐述其病因、病理、临床表现、诊断方法及中西医结合诊疗方案。在编写过程中，笔者力求内容全面、准确、实用，注重理论与实践相结合，力求使读者在阅读本书后能够迅速掌握中西医结合的诊疗方法，提高诊疗水平。笔者相信，本书将成为儿科医生及医学爱好者不可或缺的诊疗指南，为儿科医学的发展贡献力量。

编 者

2025年3月

目　　录

第一章　儿科学概述 ················· 001
第一节　小儿年龄分期与生长发育 ············· 001
第二节　小儿生理病理特点 ················ 013
第三节　小儿喂养与保健 ················· 019
第四节　儿科诊法概要 ·················· 030
第五节　儿科辨病辨证概要 ················ 039

第二章　呼吸系统疾病 ················ 043
第一节　小儿呼吸系统解剖及生理学特点 ········· 043
第二节　急性上呼吸道感染 ················ 045
第三节　急性支气管炎 ·················· 051
第四节　肺炎 ······················· 055
第五节　支气管哮喘 ··················· 063
第六节　儿科反复呼吸道感染 ··············· 069

第三章　消化系统疾病 ················ 074
第一节　小儿消化系统解剖及生理学特点 ········· 074
第二节　儿科口腔炎 ··················· 077

第三节　小儿腹泻 …………………………………………082
第四章　循环系统疾病 ………………………………………090
　　第一节　小儿循环系统解剖及生理学特点 ………………090
　　第二节　常见先天性心脏病 ………………………………092
　　第三节　病毒性心肌炎 ……………………………………103
第五章　泌尿系统疾病 ………………………………………110
　　第一节　小儿泌尿系统解剖及生理学特点 ………………110
　　第二节　急性肾小球肾炎 …………………………………112
　　第三节　肾病综合征 ………………………………………119
第六章　造血系统疾病 ………………………………………126
　　第一节　小儿造血功能及血液特点 ………………………126
　　第二节　缺铁性贫血 ………………………………………129
　　第三节　特发性血小板减少性紫癜 ………………………133
第七章　神经系统疾病 ………………………………………138
　　第一节　小儿神经系统解剖及生理学特点 ………………138
　　第二节　癫痫 ………………………………………………139
　　第三节　惊厥 ………………………………………………143
　　第四节　脑性瘫痪 …………………………………………149
　　第五节　病毒性脑炎 ………………………………………154
第八章　传染性疾病 …………………………………………159
　　第一节　小儿传染病概述 …………………………………159
　　第二节　麻疹 ………………………………………………160

第三节 水痘 ·· 166
第四节 流行性腮腺炎 ······························ 170
第五节 手足口病 ···································· 174
第六节 幼儿急疹 ···································· 180
第七节 蛔虫病 ······································· 183

第九章 其他疾病 ··································· 189
第一节 儿童单纯性肥胖 ··························· 189
第二节 营养性维生素D缺乏性佝偻病 ········· 193

主要参考文献 ··· 200
后记 ·· 201

第一章　儿科学概述

第一节　小儿年龄分期与生长发育

小儿机体经历着持续的生长发育变化。生长主要体现在身体各器官、系统的体积增大和形态上的改变,这些变化可以通过具体的测量值来量化,代表了量的积累。而发育则侧重于细胞、组织及器官在分化上的精细化和功能上的不断完善,体现了质的飞跃。生长与发育相辅相成,互为支撑,共同推动着小儿机体的成熟进程,两者之间的联系密切,无法简单割裂。通过这一过程,小儿不仅实现了身体尺寸的增大,更重要的是在生理机能和结构上达到了更高水平的完善和成熟。

一、各年龄分期

小儿的生命之旅始于胚胎,出生后便步入连续的生长发育轨道。因年龄差异,小儿在生理、病理、体态、功能及心理层面展现独特特征。环境、气候及生活条件亦对其产生影响,使得养育、保健及疾病防治策略因人而异。为科学指导教养与疾病管理,将小儿成长细分为胎儿期至青春期的七个关键阶段。这些阶段既各具特色,又相互关联,共同构成了儿童全面发展的连续谱系。理解并尊重这些阶段性差异,对于促进小儿健康成长、有效预防与治疗疾病至关重要,体现了儿童保健与医疗的精细化与个性化原则。

(一)胎儿期

自受精卵形成至小儿诞生,这段时期被定义为胎儿期,历时约40周,自孕妇末次月经首日算起。此阶段,胎儿完全依赖母体存活,其显著特征是组织与器官的迅速生长及功能逐步成熟。尤其妊娠初期,为胎儿各器官形成的关键期,易受不利因素影响,导致分化异常,引发流产或畸形。因此,孕期保健工作需从妊娠早期着手,确保胎儿健康发育。

(二)新生儿期

新生儿期始于出生后脐带结扎,持续至生后28d。此阶段,婴儿需适应外界环境,生理功能需进行重大调整。因此,掌握新生儿特性与护理方法至关重要,以确保其健康成长。新生儿易患产伤、感染、窒息、出血、溶血及先天畸形等疾病,故保健重点在于合理喂养、保暖及预防感染。围生期,即胎龄满28周至生后7d,涵盖胎儿晚期、分娩及新生儿早期,是小儿生命变化最大、风险最高的时期。此期死亡率是衡量产科与新生儿科质量的关键指标。为实现优生优育,需要加强围生期保健,降低风险,保障母婴安全,提升整体医疗水平。

(三)婴儿期

婴儿期指从出生至满1岁,此阶段小儿生长迅速,对热量及营养素(特别是蛋白质)需求极高。然而,其消化吸收功能尚不成熟,易引发消化问题及营养不良。6个月后,母体提供的被动免疫逐渐减弱,而自身免疫系统未完全建立,增加了感染性疾病的风险。因此,倡导母乳喂养,科学育儿,并实施计划免疫,对于保障婴儿健康至关重要。这些措施有助于提升婴儿抵抗力,促进其健康成长。

(四)幼儿期

1~3周岁为幼儿期,此阶段生长速度放缓,但活动增多,接触外界广泛,智能发育显著,语言、思维及社交能力提升。然而,幼儿对危险认知不足,需防范意外伤害。此期应完成断奶并引入其他食物,确保营养均衡,避免营养不良和消化问题。通过科学喂养和悉心看护,促进幼儿健康成长,为其未来发展奠定坚实基础。

(五)学龄前期

3岁至6~7岁入学前为学龄前期。此阶段,儿童体格生长放缓,但智力发展迅速,表现出强烈的好奇心、求知欲和模仿能力,是性格塑造的关键时期。因此,应注重培养其优良品德与生活习惯,为入学打下坚实基础。同时,学龄前期儿童易感染肾炎、风湿热等疾病,需加强预防与治疗措施,确保儿童健康成长,顺利过渡到学龄期。

(六)学龄期

6~7岁入学至12~14岁青春期前为学龄期。此阶段,儿童体格稳步增长,除生殖系统外,其他器官发育接近成人。脑发育基本完成,智能更加成熟,控制、理解、分析、综合能力提升,是科学文化教育关键期。此期发病率下降,但需预防近视、龋齿,注意培养良好体态,安排规律生活与学习。确保充足营养与睡眠,对儿童身心健康至关重要。通过科学引导与精心培育,为儿童未来发展奠定坚实基础,助力其成长为社会的有用之才。

(七)青春期

青春期是从第二性征显现至生殖功能成熟、身高增长停止的阶段,女孩从11~12岁至17~18岁,男孩从13~14岁至18~20岁。此期特征为体格生长再加速,达第二高峰,生殖系统逐渐成熟,性别特征鲜明,女孩月经来潮,男孩遗精,第二性征日益显著。

由于神经内分泌波动,青少年可能经历心理、行为及情绪的波动。此期疾病常关联内分泌与自主神经功能紊乱,如甲状腺肿大、女孩月经不调及痛经等。保健方面,需确保充足营养支持快速生长发育,同时,针对其心理生理变化,应加强教育引导,帮助其树立正确的人生观与价值观,促进身心健康全面发展,为未来奠定坚实基础。

二、小儿生长发育规律

(一)生长发育是连续的过程

小儿的生长发育从受精卵形成开始,一直持续到青春期结束,甚至更长时间。这个过程是连续的,没有明显的间断或跳跃。在生长发育的各个阶段,小儿的身体都在不断地进行着新陈代谢和细胞增殖,从而实现身体各器官、系统的逐渐生长和发育。

(二)各系统器官发育不平衡

虽然小儿的生长发育是全面的,但各系统器官的发育速度和程度并不相同。一般来说,神经系统和淋巴系统的发育较早,而生殖系统的发育则相对较晚。此外,不同器官在同一发育阶段也可能存在发育速度的差异。这种不平衡性使得小儿在生长发育过程中呈现出多样化的特点。

(三)生长发育的一般规律

小儿生长发育遵循着由上到下、由近到远、由粗到细、由低级到高级、由简单到复杂的规律。例如,小儿的运动发育就是按照这一规律进行的,先学会抬头、翻身,再学会坐、爬、站、走等。同时,小儿的生长发育还受到遗传、环境、营养等多种因素的影响,这些因素共同作用于小儿的生长发育过程。

(四)生长发育的个体差异

尽管小儿生长发育遵循着一定的规律,但每个小儿的生长发育速度和程度都存在一定的个体差异。这种差异可能受到遗传、环境、营养、疾病等多种因素的影响。因此，在评估小儿生长发育情况时，需要充分考虑其个体差异，避免一刀切的评价标准。

三、小儿体格生长

(一) 体重

体重作为衡量小儿生长发育与营养状态的重要指标，同时也是用药及输液剂量计算的基础。建议在清晨空腹并排尿后进行测量，以获取最准确的数据。小儿体重随年龄增长而增加，但增速逐渐放缓。通常，新生儿平均体重为3kg，3月龄时增至出生时的2倍，12月龄时则达到3倍，此阶段为体重增长最快的时期。2岁时，体重约为出生时的4倍，之后至11~12岁，每年平均增长约2kg。为便于应用，可采用以下公式估算体重：6月龄内婴儿为出生时体重加0.7倍月龄；7~12月龄为6kg加0.25倍月龄；2岁至青春前期则为7~8kg加2倍年龄。需注意的是，同年龄、同性别的儿童体重存在约10%的个体差异。若发现体重异常增减，应及时探究原因，以确保儿童健康成长。

(二) 身高（长）

身高（或身长）是评估儿童生长发育的重要指标，3岁以下儿童建议采用仰卧位测量，以确保准确性；3岁后则可采用站立位测量，两者测量值相差1~2cm。身高增长受多种因素影响，包括种族、遗传、营养状况、内分泌水平、运动习惯及疾病状况等，且年龄越小，增长速度越快。新生儿平均身长约50cm，第一年内迅速增长约25cm，第二年增长放缓至约10cm，2岁时身长可达85cm左右。青春期早期，身高会出现第二次增长高峰，增速可达儿童期的2倍，持续2~3年。对于2~12岁儿童，可通过公式"身高(cm)=7×年龄+

70"进行大致估算。此外,随着青春期下肢的快速增长,坐高(头顶至坐骨结节的高度)占身高的比例会逐渐降低。

(三)头围

头围,即使用软卷尺从双眉上缘绕过枕骨结节一周的长度,与脑发育紧密相关。在胎儿期,脑发育领先于其他系统。新生儿头围平均为34cm,第一年增长迅速,前3个月与后9个月各增长约6cm,1岁时达到46cm。进入第二年,头围增长速度放缓,2岁时为48cm,5岁时增至50cm,至15岁时接近成人水平,为54~58cm。头围测量在2岁前尤为重要,其大小能反映脑发育状况。头围过大可能提示脑积水或佝偻病后遗症,而头围过小则可能意味着脑发育不良。因此,定期监测儿童头围变化,对于及时发现并干预潜在的脑发育问题具有重要意义,有助于确保儿童健康成长。

(四)胸围

胸围,是通过软尺从乳头向后背经肩胛角下缘绕胸一周测量得出,其值取呼气和吸气时的平均值。胸围的大小直接反映了肺和胸廓的发育状况。新生儿出生时,胸围平均约为32cm,比头围小1~2cm。随着生长发育,约1周岁时,头围与胸围基本相等,随后胸围逐渐超过头围,两者增长曲线形成交叉。这一交叉时间受儿童营养状况和胸廓发育水平的影响,营养不足或胸廓发育迟缓的儿童,头胸围交叉点会延后。此外,佝偻病和营养不良等状况也会导致胸围偏小。因此,定期监测儿童的胸围变化,对于评估其肺和胸廓的发育情况,以及及时发现并干预相关健康问题具有重要意义,有助于促进儿童的健康成长。

四、骨骼和牙齿的发育

(一)颅骨

颅骨的发育可通过头围大小、骨缝及前、后囟的闭合情况来评估。前囟，作为顶骨与额骨间的菱形间隙，出生时为 1.0~2.0cm 宽，随颅骨成长而增大，6个月后渐骨化缩小，通常1~1.5岁闭合。后囟在出生时即已很小或已闭合，最晚6~8周闭合。颅骨缝则在3~4个月时闭合。前囟的检查在儿科临床中至关重要：囟门过早闭合或过小可能与小头畸形相关；延迟闭合或过大则可能由佝偻病、先天性甲低引起；前囟饱满常是颅内压增高的信号，如脑积水、脑炎等；而前囟凹陷则可能意味着脱水或极度消瘦。因此，密切观察儿童囟门变化，对于及时发现并处理相关健康疾病具有重要意义。

（二）脊柱

脊柱变化体现椎骨发育情况。新生儿期，脊柱增长快于四肢，后逐渐减慢。初生时脊柱弯曲不明显，略后凸；3个月左右，随抬头能力发展，颈椎前凸出现；6个月后，宝宝学会坐，胸曲向后凸形成；1岁时行走能力具备，腰椎前凸显现。这些自然弯曲在6~7岁时被韧带固定，形成脊柱的生理曲度，有助于身体保持平衡。通过脊柱的发育过程，我们可以观察到儿童运动能力的逐步提升和身体姿势的不断完善，这是儿童健康成长的重要标志。

（三）长骨发育

长骨干骺端的骨化中心按年龄、顺序和部位规律出现，反映骨骼发育成熟度。为评估骨发育、判断骨龄，婴儿早期常拍膝部X光片，年长儿则拍左手腕骨正位片。腕部骨化中心出生时不存在，随后按时序出现：3个月左右见头状骨、钩骨；1岁左右下桡骨骺显现；2~2.5岁三角骨出现；3岁左右月骨形成；3.5~5岁大、小多角骨显现；5~6岁舟骨出现；6~7岁下尺骨骺形成；9~10岁豆状骨出现；至10岁，共10个骨化中心全部出现。因此，1~9岁儿童腕部骨化中心数量大致等于年龄加1。骨龄测定在协助诊断疾病中具重要作用,如生长激素缺乏症、甲状腺功能低下症及肾小管酸中毒等,骨龄常明显落后;而中枢性性早熟和先天性肾上腺皮质增生症,则骨龄常提前。

(四)牙齿的发育

牙齿分乳牙和恒牙,乳牙共20颗,恒牙28~32颗。乳牙自6个月(4~10个月)开始萌出,12个月未出牙为异常,最晚2岁半出齐。2岁内乳牙数大致为月龄减4(或6)。6~7岁开始换恒牙。出牙虽为生理过程,但部分儿童可能伴有低热、流涎、睡眠不安或烦躁等症状。严重营养不良、佝偻病、甲状腺功能减低症及先天愚型等,可能导致出牙延迟、牙质不佳。因此,关注儿童出牙情况,对于及时发现并处理相关健康问题具有重要意义,有助于确保儿童口腔健康及整体生长发育。

五、呼吸、脉搏、血压

(一)呼吸与脉搏

儿童的呼吸和脉搏频率随年龄增长而逐渐变化。新生儿期,由于代谢旺盛,呼吸和脉搏均较快。随着年龄增长,呼吸和脉搏频率逐渐减慢,至青春期后逐渐趋于成人水平。呼吸和脉搏的变化受多种因素影响,包括活动状态、情绪、疾病等。因此,在评估儿童健康状况时,需综合考虑这些因素。

(二)血压

儿童血压也随年龄增长而逐渐升高。新生儿期血压较低,随后逐渐上升。儿童血压的正常值范围与成人不同,且存在个体差异。高血压或低血压都可能对儿童的生长发育产生不良影响。因此,定期监测儿童血压,及时发现并处理血压异常,对于保障儿童健康至关重要。

六、生殖系统发育

生殖系统的发育受下丘脑-垂体-性腺轴调控。小儿期生殖系统基本处于静止,至青春期性腺开始发育,第二性征显现。故生殖系统为各系统中发育最晚者。

(一)女性生殖系统的发育

女性生殖系统的发育涵盖形态、功能及第二性征。生殖器官包括卵巢、子宫、输卵管和阴道。青春前期,卵巢发育缓慢,月经初潮时仍未完全成熟,其功能随卵巢成熟逐渐完善。第二性征的发育遵循一定顺序:首先是乳房发育,随后是阴毛出现,接着是月经初潮,最后是腋毛生长。这一系列变化标志着女性生殖系统的逐渐成熟和性征的显现,是女性生长发育过程中的重要阶段。

(二)男性生殖系统的发育

出生时,睾丸多已降至阴囊,10岁前发育缓慢。进入青春期,睾丸迅速生长,附睾、阴茎也随之发育。此时,睾丸开始分泌睾酮,肾上腺皮质分泌雄酮,促使阴囊增长,皮肤变红变薄,阴茎增粗增长。随后,男性第二性征逐渐显现,包括阴毛、腋毛、胡须的生长,喉结突出,声音变得低沉。这一系列变化标志着男性生殖系统的逐渐成熟和性征的明显化,是男性生长发育过程中的重要阶段,受内分泌系统下丘脑-垂体-性腺轴的精确调控。

七、神经心理发育

(一)感觉发育

1.视觉

新生儿已具备视觉感应,但尚不敏锐,仅能短暂注视近处(15~20cm)缓动物体,偶有一过性斜视或眼球震颤,数周内消失。

随后视觉发育加速,1个月时可凝视光源,头眼协调初现;3~4个月时能看自己的手;4~5个月可识别母亲面容,对红色表现出偏好;1~2岁时喜爱图画,能区分形状;至6岁,视深度已发育完善。这一系列变化展示了新生儿视觉功能的逐步成熟和认知能力的提升。

2.听觉

出生时,中耳鼓膜存在羊水潴留,听力较弱;3~7d后羊水吸收,听力显著提升。3~4个月时,婴儿能转向声源,对悦耳声音展露微笑;7~9个月可确定声源,初识语言意义;1岁能听懂自己名字;2岁能区分不同声音;至4岁,听觉发育成熟。这一系列变化标志着婴儿听觉系统的逐步完善和认知能力的提升。

(二)运动发育

运动发育或称神经运动发育,可分为大运动(包括平衡)和细运动两大类。运动的发育既依赖于感知等的参与,又反过来影响其他功能区及情绪的发育。发育规律是:自上而下、由近到远、由不协调到协调、先正向动作后反向动作。

1.平衡与大运动

小儿的运动发展遵循一定规律,如抬头、翻身、坐、爬、站、走、跑、跳等里程碑。通常,3个月大的婴儿能稳定抬头,6个月时可独坐并双手前撑,8~9个月学会用双上肢爬行,1周岁时能行走,2岁时跳跃能力发展,至3岁则能快跑。这一系列动作技能的获得,标志着儿童运动系统的逐渐成熟与协调能力的不断提升。

2.细动作

手指精细动作的发展是婴幼儿成长的重要标志。新生儿双手紧握,3个月后开始有意识地握持物品,随后3~4个月间,能玩转手中物。6~7个月,婴儿展现出换手、捏取及敲打等探索动作。9~10个月时,拇示指配合取物能力显现。1岁至1岁半,幼儿能用勺进食、涂鸦。2~3岁学会使用筷子。到了4岁,孩子已能自主穿衣、绘画及书写,展现出手部协调与精细操作的显著进步。

(三)语言发育

语言作为人类独有的高级神经活动,是智能发展的重要衡量标准,涵盖理解与表达两大核心方面。其发育需依赖正常的发音器官、听觉系统及大脑语言中枢,同时与周围环境的语言交流密不可分。儿童语言习得遵循先理解后表达的顺序,从发音学习逐步过渡到词法、句法的掌握。新生儿的啼哭声预示着语言发展的起点,随后的咿呀学语标志着语言探索的初步阶段。6个月大的婴儿能发出简单音节,1岁时则能连贯说出如"妈妈"这样的双音节词汇,语言构建从单音节向双音节,再进一步形成句子。至4岁,儿童已能清晰表达个人意愿,叙述简单事件;而到了6岁,他们的语言表达更为流畅,句法运用也日趋准确,标志着语言能力的显著成熟与提升。

(四)心理活动的发展

人的心理活动包括感觉、记忆、思维、想象、意志、情感、情绪和性格等众多方面。

1.注意的发展

注意是心理活动对一定对象的指向和集中。在婴幼儿期,注意的发展经历了从无意注意到有意注意的过渡。新生儿时期,婴儿对强烈的刺激如声音、光线等表现出无意的注意;随着年龄增长,逐渐能够根据任务要求或兴趣主动集中注意力,形成有意注意。这种发展对于儿童后续的学习、游戏及社交活动至关重要。

2.记忆的发展

记忆是人脑对过去经验的保持和再现。婴儿的记忆最初表现为对熟悉事物的再认,如母亲的声音、面孔等。随着年龄增长,记忆能力逐渐增强,能够记住更多的事物和事件,并且开始出现回忆能力。幼儿期是记忆发展的关键时期,通过反复练习和刺激,可以显著提高儿童的记忆力。

3.思维的发展

思维是人脑对客观事物的本质和事物之间内在联系的认识。婴幼儿的思维发展经历了从直觉行动思维到具体形象思维,再到抽象逻辑思维的逐步过渡。直觉行动思维阶段,儿童通过动作来探索和解决问题;具体形象思维阶段,他们开始能够利用表象进行思维,理解事物的具体特征;而到了抽象逻辑思维阶段,儿童则能够理解更抽象的概念和原理,进行逻辑推理和判断。

4.早期的社会行为

早期的社会行为是儿童心理发展的重要组成部分,包括亲子关系、同伴关系以及社会适应能力的形成。通过与父母和同伴的互动,儿童学会表达情感、分享玩具、遵守规则等社会行为,这些行为对其未来的社交能力和人格发展具有深远影响。同时,儿童在早期也开始形成对自我和他人的认知,这是其社会行为发展的基础。

八、变蒸学说

中国古代医家提出了"变蒸"学说,用以阐述婴幼儿的生长发育规律。西晋时期的王叔和在《脉经》中对此有所描述,指出"变"指的是情态的变化,"蒸"则是血脉的蒸腾。后世诸多儿科医家对"变蒸"进行了深入探讨,并提出了具体的变蒸周期:小儿自初生起,三十二日一变,六十四日变且蒸,十变五蒸,历三百二十日,小蒸完毕;此后进入大蒸阶段,大蒸共三次,第一、二次各六十四日,第三次为一百二十八日。合计五百七十六日,变蒸完毕。在这一过程中，婴幼儿的脏腑功能会随之变化，并可能伴随不同程度的发热等症状。

尽管变蒸学说在历史上曾长期作为解释小儿生长发育的理论依据，但其具体内容和实用价值一直存在争议。例如，陈飞霞在《幼幼集成·变蒸辨》中，基于自己40余年的临床经验，提出并未观察到婴幼儿严格按照变蒸周期发热变化的现象。尽管如此，变蒸学说所揭示的婴幼儿生长发育的基本规律仍具有实际意义，它为我们理解小儿的生长特点和研究当代儿童的生长发育规律提供了重要的历史借鉴和思路启发。

第二节　小儿生理病理特点

儿童自出生至成年，其生长发育持续进行，不仅表现在体型与生理功能上，而且在疾病成因、病理表现等方面，均与成人存在显著差异，不能单纯视为成人的微缩版。此外，儿童在不同年龄阶段还展现出独特的生理与病理特征。深入理解这些生理、病理特点，对于指导儿科临床实践中的诊断、治疗及健康管理工作至关重要。它要求医疗工作者根据儿童的特定发展阶段，采取针对性的医疗措施与保健策略，以确保儿童的健康成长，这强调了儿科领域专业知识的独特性和重要性。

一、小儿的生理特点

（一）脏腑娇嫩，形气未充

脏腑，泛指人体的内脏器官，包括五脏六腑；娇嫩，意味着娇气且嫩弱；形，指的是形体构造，涵盖四肢百骸、筋肉骨骼以及精血津液等；气，则代表生理功能活动，诸如肺气、脾气、肾气等；充，即意味着充实与完善。所谓"脏腑娇嫩,形气未充",描绘的是小儿时期机体各系统及器官在形态发育与生理功能上均处于不断成熟与完善的动态过程中。

历代医学大家对这一特点有着深刻的阐述。例如,《灵枢·逆顺肥瘦》指出:"婴儿之体,肉脆血少气弱。"《小儿药证直诀·变蒸》亦言:"五脏六腑虽已成形但尚未健全,即便健全也尚未壮实。"该书原序进一步强调:"小儿骨气未坚,形体声音未定,情绪多变无常。"《小儿病源方论·养子十法》则提到:"周岁以内的小儿,其皮毛、肌肉、筋骨、脑髓、五脏六腑以及营卫气血,均尚未坚固。"《育婴家秘·发微赋》也指出:"小儿血气未充,肠胃脆弱,神气亦怯弱。"这些论述均精辟地揭示了小儿尤其是初生儿与婴儿具有脏腑娇嫩、形气未充的生理特质。

从脏腑娇嫩的具体内涵来看,五脏六腑在形态与功能上均显不足,其中肺、脾、肾三脏尤为突出,故有"小儿肺常不足""脾常不足"及"肾常虚"之说。

肺主气,负责呼吸,主宣发肃降,开窍于鼻,与皮毛相合。小儿肺常不足的表现主要有两方面:一是呼吸功能未完善,由于肺泡数量少、面积小,弹力纤维发育欠佳,胸廓小而肺脏相对较大,以及呼吸肌发育不足,导致小儿呼吸储备量小,表现为呼吸频率快且节律不齐,且年龄越小越明显;二是小儿腠理疏松,卫外功能不固,加之呼吸道短且狭窄,黏膜薄嫩,支气管黏膜纤毛运动能力弱,肺内含血量多而含气量少,血液中 IgG、IgA 及呼吸道分泌型 IgA 水平较低,同时婴儿期先天免疫力逐渐消失而后天免疫力尚未建立,因此小儿呼吸道的非特异性与特异性免疫功能均较弱,易患呼吸道感染。

脾主运化,为后天之本。小儿脾常不足主要体现在:一是脾胃运化功能薄弱,由于消化道腺体(如唾液腺、胃腺、胰腺等)发育不足,消化酶分泌量少,导致对食物的消化能力弱;同时消化道弹力组织和肌肉纤维发育差,食物传导功能也弱;此外,肠黏膜薄,屏障功能弱,肠毒素、消化不全产物、过敏原等易于通过肠黏膜进入体内引发疾病;二是脾胃功能不足,小儿生长发育迅速,对水谷精微的需求量大,而脾胃功能不足以满足这一需求。

肾为先天之本,主藏精、主水、主纳气。"肾气"的生发是推动小儿生长发育、脏腑功能成熟的根本动力。小儿肾常不足的表现包括:一是肾主生长发育的功能尚不完善,由于小儿时期肾的气血未充,骨骼未坚,牙齿未长或长而未坚;二是肾主生殖繁衍的功能不足,青春期前的女孩无月经,男孩无遗精现象,小儿生殖系统需至青春期才开始迅速发育并逐渐成熟;三是肾主二便的功能不足,幼儿二便自控能力弱或无法自控,这是由于肾中精气不充盛,肾脏对膀胱的开阖约束力弱所致。

古代儿科医家将小儿脏腑娇嫩、形气未充的特点概括为"稚阴稚阳"。其中,"阴"指的是体内的精、血、津液等物质,"稚阴"意味着这些物质以及脏腑、筋骨、脑髓、血脉、肌肤等有形之质均尚未充实完善;而"阳"则代表体内脏腑的各种生理功能活动,"稚阳"则指这些功能活动均处于幼稚不足和不稳定状态。"稚阴稚阳"理论深刻揭示了小儿在物质基础与生理功能上的幼稚与不完善性,强调了其需要不断生长发育以充实完善的必要性。

(二)生机蓬勃,发育迅速

生机,即生命力与活力之体现。小儿生长发育之程,无论形态结构抑或生理功能,均呈现迅速、持续向成熟完善迈进的态势。此过程尤以年龄幼小者为著,发育速度更为惊人。以体格生长为例,新生儿初临世间,平均体重约为3kg。随后半年,每月体重增长可达0.7kg;而后半年,增速稍缓,月均增长0.4kg。及至2岁,每年体重增长稳定在2kg左右。身长方面,新生儿平均50cm,首年即可增约25cm,上半年增速更胜下半年。次年增速虽有所放缓,但仍能增长10cm,2岁时身长已达85cm左右。此后,身高稳步增长,见证着小儿的茁壮成长。

古代医家深谙小儿生理之特性,将其生机盎然、发育迅猛之态概括为"纯阳之体"或"体禀纯阳"。如《颅囟经·脉法》所述:"三岁以下孩童,谓之纯阳,元气充盈未散。"此中"纯",意指小儿未经世俗情欲之消磨,胎元之气犹存未损;"阳",则喻其生命力之旺盛,以阳为用。所谓"纯阳",并非指阳盛阴衰或阳亢阴亏,而是对小儿生机勃发、发育迅速的生动描绘,犹如旭日东升、草木初萌、充满无限生机与希望。

"稚阴稚阳"与"纯阳之体"两大理论,共同勾勒出小儿生理特性的全貌:前者强调其机体柔弱,阴阳均未臻完善;后者则凸显其生长发育过程中生机盎然、迅速成长的蓬勃态势。

二、小儿的病理特点

小儿的病理特性深受其生理特质影响。因其脏腑娇嫩、形气未充,导致抗病能力相对薄弱,故而容易发病,且病情传变迅速。同时,小儿生机盎然,发育迅猛,这使得其脏气清灵,康复能力较强。古代儿科医家对小儿的病理特点进行了深入探讨,从不同角度提出了诸多见解,其中"十易"之说尤为著名。诸如隋代《诸病源候论》所提的"易虚易实",揭示了小儿体质变化之快;宋代《小儿药证直诀》的"易寒易热",反映了小儿对寒热变化的敏感性;金元时期《儒门事亲》的"易饥易饱",则揭示了小儿饮食需求的易变性。至清代,《解儿难》进一步指出"易于传变,易于感触",强调了小儿病情的迅速变化及易受外界因素影响的特点；而《医源》则提出"易于伤阴"，揭示了小儿阴虚体质的易损性。明代《小儿则》中的"一药可愈"，则凸显了小儿病情易于康复的积极面。综上所述，小儿的病理特点可概括为：发病容易，传变迅速，但脏气清灵，易趋康复。

（一）发病容易，传变迅速

由于小儿脏腑娇嫩、形气未充，其形体与功能均处于较为脆弱的状态，对疾病的抵抗力相对较弱。加之小儿自身无法调节寒暖，乳食亦不能自控，一旦调护不当，外界六淫之邪便易侵入体内，而内部则可能因饮食不节而受损，因此，小儿在病理上表现为容易发病，且病情传变迅速，这一特点在年龄越小的儿童中越为显著。

尽管小儿疾病的病因与成人相似，但其病情表现却与成人存在显著差异。这主要由小儿的生理特点所决定，具体体现在两个方面：一是小儿机体正气不足，抵御外邪的能力低下；二是小儿对某些疾病具有特殊的易感性。

从发病原因来看，小儿肌肤薄弱，腠理疏松，防御能力极差，且寒暖衣着不能自理，因此风、寒、暑、湿、燥、火等六淫之邪容易通过皮毛侵入，侵犯肺卫，导致肺气失宣，从而引发外感疾病。此外，小儿元气不足，抗病能力极弱，尤其是半岁之后，从母体获得的抗病能力逐渐减弱，因此时疫疠气等病原体容易通过口鼻侵入，引发多种传染病。同时，小儿脾胃功能不健全，运化能力弱，加之乳食不知节制，容易发生胃肠道疾病。另外，小儿神志发育未完善，心脑功能尚不健全，胆怯神弱，对外界突然的刺激难以承受，容易发生惊恐、客忤等症状。此外，小儿由于年少无知，缺乏生活经验，容易发生跌仆落水、汤火烧伤等意外事故。此外，小儿的发病还与先天因素及胎产损伤密切相关。

从常见病证来看,除先天禀赋不足所致的疾病(如解颅、五迟、五软)和新生儿特有疾病外,外感疾病和脾胃疾病在小儿中更为常见。小儿肺常不足,肌肤薄弱,腠理疏松,且寒暖不能自调,护理稍有不当,外邪便易从口鼻侵入,导致肺气失宣,从而引发感冒、咳嗽等肺系病证。同时,小儿脾常不足,运化能力弱,由于生长发育的需要,小儿对营养的需求较高,胃肠负担相对较重,加之乳食不知节制,若调护不当,便易发生呕吐、泄泻、积滞、疳证等脾胃系病证。此外,小儿脏腑经络柔嫩,内脏阴精不足,感邪后邪气易于嚣张,易从阳化热,由温化火,导致热极生风、邪陷心肝,从而引发惊搐、昏迷等心肝系统病证。小儿肾常虚,精髓未充,骨气未成,先天肾气虚弱,若后天失于调养,将影响小儿的生长发育,易患五迟、五软、鸡胸、龟背等症状。肾阳不足、下元虚寒,则易患遗尿。

综上所述,小儿具有"肺娇易病、脾弱易伤、心热易惊、肝胜易搐、肾虚易损"的生理病理特点。小儿患病后病情传变迅速,疾病的寒热虚实容易相互转化或同时并见。具体而言,小儿病理变化具有"易虚易实,易寒易热"的特点。

易虚易实,指的是小儿一旦患病,邪气容易使病情变为实证,而正气则容易虚弱。实证可能迅速转化为虚证,或者出现虚实并见的情况;虚证则往往兼见实象,呈现出错综复杂的证候。例如,感受外邪后,可能化热化火,灼伤肺津,炼液为痰,痰热阻滞肺络,从而引发肺炎喘嗽(实证);而肺气闭阻又可能导致心血运行不畅,出现心阳虚衰、阳气外脱之证(虚证)。又如内伤乳食可能引发泄泻(实证),但暴泻或久泻又可能导致津伤液脱,出现伤阴或阴损及阳、阴阳两伤之证(虚证)。

易寒易热,则是由于小儿具有"稚阴稚阳"的生理特点。患病之后，小儿的病情不但容易从寒证转化为热证，也容易从热证转化为寒证，其中尤以寒证转化为热证更为常见。因为小儿体属"纯阳""稚阴"，所以在病机转化上寒邪容易化热。例如，表寒证如果不及时疏解，风寒之邪可能迅速入里化热，或导致阳热亢盛，热盛生风。另外，虽然小儿生机旺盛，但其阳气并不充沛，因此病理变化上也容易阳虚转寒。例如，急惊风（实热证）可能因正不胜邪而迅速出现面色苍白、脉微肢冷等虚寒危象；实热证如果误用或过用寒凉药物清下，也可能导致下利厥逆之证（里寒证）。

临床上，小儿病证的寒、热、虚、实相互转化特别迅速，这是小儿病理变化的重要特点。寒热互见、虚实并存或寒热虚实错综复杂是儿科病证的表现特点。因此，在临床用药时，医生需根据辨证施治的原则，必要时寒温并用、攻补兼施，以应对小儿病情的复杂变化。

（二）脏气清灵，易趋康复

小儿虽易发病，且病情传变快，但其活力旺盛，对药物反应敏感，病因相对单一，心思纯净，精神乐观。因此，只要诊断精准、辨证明确、治疗及时、处理妥善、用药恰当，病情往往能迅速好转。正如张景岳在《小儿则》中所言："小儿脏气清灵，治疗时随拨随应，只要能准确找到病因并恰当治疗，即使只用一味药也能使其康复。"这充分说明了小儿疾病的易治性，关键在于医生能否准确诊断与合理治疗。

第三节　小儿喂养与保健

合理的喂养和科学的儿童保健，是保证小儿营养供给、促进其健康成长的重要因素。

一、营养基础

营养是小儿生长发育和身心健康不可或缺的基石。胎儿依赖母体获取营养,出生后则主要通过食物摄取。与成人相比,小儿营养的独特之处在于需满足其持续生长发育的需求。充足的营养供给能有力促进小儿的成长,而营养匮乏则会导致发育迟缓,甚至诱发营养不良等健康问题。因此,确保小儿获得全面、均衡的营养,对其健康成长至关重要。这要求家长和养育者密切关注小儿的饮食结构,合理搭配各类营养素,以满足其快速生长发育的身体需求。

(一)能量的需要

机体新陈代谢的持续进行依赖于能量的稳定供应,而这些能量主要来源于食物中的三大营养素:糖类、脂肪和蛋白质。它们各自在人体内转化产生的热能有所不同。具体而言,每克糖类能够释放16.8kJ(4kcal)的能量;同样,每克蛋白质也能提供相同的能量值。相比之下,脂肪的能量密度更高,每克脂肪可产生37.8kJ(9kcal)的能量。因此,合理搭配这三种营养素,对于满足机体日常能量需求、维持正常生理功能具有重要意义。小儿能量的需要分为以下五个方面。

1.基础代谢率

在清醒且安静的状态下,人体为维持基本生理功能所需的最低能量被称为基础代谢能量。这包括维持体温、肌肉张力、血液循环、呼吸、肠蠕动及腺体活动等基本生理活动所需的代谢能量。在婴幼儿期,基础代谢所需的能量尤为关键,约占总能量的60%。具体来说,1岁以内的婴儿每日需230kJ/kg(55kcal/kg);随着年龄增长,至7岁时,这一需求降至每日184kJ/kg(44kcal/kg);而到了12~13岁,需求进一步减少至每日126kJ/kg(30kcal/kg),此时已与成人水平相近。

2.生长发育

小儿因生长发育迅速,对能量的特殊需求较高,且需求量与生长速率紧密相关。1岁以内婴儿生长最为迅猛,此阶段所需能量占总能量的25%~30%,随着年龄增长逐渐降低。若饮食提供的能量无法满足这一需求,将导致生长发育迟缓,甚至停滞。因此,确保小儿获得充足的能量供应,对其健康成长至关重要。

3.食物的热力作用

人体摄入食物后,会引发机体能量代谢的额外增加,这一现象称为食物的热力作用。不同食物因其性质和成分差异,导致的能量消耗也不尽相同。通常,蛋白质的食物热力作用较高,而糖类和脂肪则相对较低。由于婴儿期摄入蛋白质较多,因此食物热力作用所消耗的能量占总热量的7%~8%;而较大儿童由于饮食结构变化,这一比例一般不超过5%。

4.活动消耗

肌肉活动所需的能量因小儿活动量而异,差异显著。1岁以内婴儿每日活动所需能量为63~84kJ/kg(15~20kcal/kg)。活泼好动、易哭闹的婴儿,其能量需求可能是安静婴儿的3~4倍。随着年龄增长,小儿的活动量逐渐增加,对能量的需求也相应上升。至12~13岁时,每日活动所需能量已增至约126kJ/kg(30kcal/kg)。

5.排泄消耗

食物中部分未消化成分,如脂肪和蛋白质,会随粪便排出,这部分能量损失通常不超过食物总能量的10%。然而,在腹泻或消化功能紊乱时,能量损失会显著增加。综合考虑各方面因素,所需能量的总和即为能量需要总量。相较于成人,小儿的能量需求总量更高,且年龄越小,需求相对越大。1岁以内婴儿每日能量需求总量为460kJ/kg(110kcal/kg),此后每增长3岁,每日需求减少42kJ/kg(10kcal/kg)。至15岁时,每日能量需求降至约250kJ/kg(60kcal/kg)。

(二)营养素的需要

营养素包括蛋白质、脂肪、糖类、维生素、矿物质、水等。

1.蛋白质

蛋白质是构成人体组织细胞的关键成分,对机体生长、补充消耗及提供部分热能至关重要。婴儿期每日蛋白质需求量为1.5~3g/kg,供能占总能量的8%~15%。1岁后需求量逐渐降低,至成人时每日需1.1g/kg。长期蛋白质缺乏会导致营养不良、生长停滞、贫血及水肿;而过量摄入则可能引起消化不良和便秘。因此,合理控制蛋白质摄入量对维持健康至关重要。

2.脂肪

脂肪是体内关键的供能物质,有助于脂溶性维生素吸收,保持体温,保护内脏。婴儿每日脂肪需求量约为4g/kg,6岁以上儿童则需2.5~3g/kg。脂肪提供的能量占总能量的35%~50%(年长儿为25%~30%)。长期脂肪摄入不足会导致营养不良和生长迟缓;而过量摄入则可能引起消化不良、食欲减退或酸中毒。因此,合理控制脂肪摄入量对维持儿童健康至关重要。

3.糖类

糖类是机体热能的主要来源,其供能占比高达50%~60%。此外,糖类还能与脂肪酸或蛋白质结合,参与细胞多种生理活动。1岁以内婴儿每日糖类需求量约为12g/kg,2岁以上儿童则需10g/kg。然而,糖类摄入过多可能导致腹泻,而摄入不足则可能引发低血糖及酸中毒。

糖类、脂肪、蛋白质这三大营养素,除各自独特的生理功能外,均能产生热能。在总能量供应中,它们应保持一定比例,以满足不同年龄段小儿的生理需求。因此,在安排膳食时,必须合理搭配这三种供能营养素,确保它们能够发挥最佳作用,提高热能的生物学价值。通过科学配比,不仅能满足小儿的生长发育需求,还能有效预防因营养素失衡导致的健康问题。

4. 维生素与矿物质

维生素是维持人体正常代谢与生理功能不可或缺的有机化合物。它们虽不直接产生能量,且人体所需量极少,但因体内合成不足或无法合成,必须依赖食物补充。维生素主要分为脂溶性和水溶性两大类。

脂溶性维生素,如维生素 A、D、E、K,主要作用于复合分子及细胞膜结构,对高度分化组织发育至关重要。它们特性相似,如分子特异性不高、易溶于脂肪并储存于脂肪组织、排泄缓慢等。因此,缺乏时症状显现较晚,但过量易导致中毒。

水溶性维生素则包括 B 族维生素(B_1、B_2、B_6、B_{12}、PP、叶酸)和维生素 C。它们主要参与辅酶构成,具有高度分子特异性,并含有多种元素。由于易溶于水,多余部分可迅速随尿排出,不易储存,需每日补充。一旦缺乏,症状会迅速显现;而过量时,通常不易引发中毒。

综上所述,维生素虽微小却至关重要,合理摄入各类维生素是维护人体健康的关键。

5. 水

水是机体不可或缺的组成部分,广泛参与体内所有代谢和生理功能,对维持内环境稳定至关重要。水的需求量与能量需求紧密相关,并受饮食质量、数量及肾脏浓缩功能影响。通常,小儿年龄越小、总能量消耗越高,对水的需求也相应增加;同时,若饮食量大、摄入蛋白质和无机盐较多,也会增加水的需求量。因此,合理补充水分对于保障小儿健康至关重要。

二、婴儿喂养

主要有母乳喂养、部分母乳喂养和人工喂养三种形式。

（一）母乳喂养

1.母乳喂养的优点

（1）满足营养需要：母乳是婴儿最天然、最完美的食物。它含有婴儿生长发育所需的各种营养物质，如蛋白质、脂肪、糖类、维生素、矿物质等，且比例恰当，易于消化吸收。母乳中的免疫球蛋白和乳铁蛋白等免疫物质，能有效增强婴儿的免疫力，降低感染风险。

（2）增强抗病能力：母乳中富含的免疫因子，如IgA、IgG、IgM等，能够进入婴儿肠道，形成保护屏障，抵抗细菌、病毒的侵袭。同时，母乳中的乳铁蛋白具有广谱抗菌作用，能抑制有害菌的生长，保护婴儿肠道健康。此外，母乳喂养还能促进婴儿肠道菌群的建立，提高肠道免疫力。

（3）哺喂经济方便：母乳喂养无须额外购买奶粉、奶瓶等喂养用品，大大减轻了家庭的经济负担。同时，母乳随时可供，温度适宜，无须加热或冷却，哺喂起来非常方便。对于母亲来说，母乳喂养还能促进子宫收缩，减少产后出血，有利于产后恢复。

（4）促进心理发育：母乳喂养过程中，母亲与婴儿之间的亲密接触和互动，有助于建立深厚的母子情感。婴儿在母亲怀里吸吮母乳时，能感受到母亲的温暖和关爱，从而获得安全感和满足感。这种良好的心理体验对婴儿的心理发育具有积极作用。

（5）有利母亲健康：母乳喂养不仅能促进母亲产后恢复，还能降低患乳腺癌、卵巢癌等妇科疾病的风险。同时，母乳喂养还能促进母亲体内激素的平衡,有助于保持身材和心理健康。

2.保证母乳喂养成功的措施

为了保证母乳喂养的成功,母亲需要采取一系列措施。首先,要树立正确的母乳喂养观念,坚定母乳喂养的信心。其次,要保持良好的生活习惯和饮食习惯,确保母乳的质量和数量。此外,还要学会正确的哺乳姿势和技巧,确保婴儿能够顺利吸吮到母乳。同时,家人和社会的支持也是母乳喂养成功的重要因素。

3.添加辅食

随着婴儿的成长和发育,母乳中的营养物质逐渐不能满足其全部需求。因此,在婴儿达到一定年龄后,需要适时添加辅食。辅食的添加应遵循由少到多、由稀到稠、由一种到多种的原则,逐步引导婴儿适应各种食物的味道和口感。同时,要注意观察婴儿对辅食的反应,及时调整辅食的种类和量。

4.断乳

断乳是婴儿喂养过程中的一个重要环节。断乳的时间应根据婴儿的成长情况和母亲的身体状况来确定。一般来说,建议在婴儿1岁左右开始断乳,但具体时间可因人而异。断乳过程中要逐渐减少母乳的喂养次数和量,同时增加辅食的种类和量,以确保婴儿能够顺利过渡到完全依赖辅食的阶段。断乳后,母亲应继续关注婴儿的饮食和健康状况,确保其健康成长。

(二)部分母乳喂养

当母乳不足或存在其他特殊原因时,可采用部分母乳喂养,即结合牛乳、羊乳或配方乳进行补充。部分母乳喂养有两种方法:补授法和代授法。补授法是在保持母乳喂养时间不变的基础上,先喂母乳,吸空乳房后再补充其他乳品;而代授法则是用其他乳品替代一至数次母乳喂养。建议优先采用补授法,这样能确保婴儿充分吸收母乳,并刺激乳腺分泌更多乳汁。若不得不采用代授法,应保证每日母乳喂养次数不少于三次,以避免泌乳量进一步减少,最终导致完全转为人工喂养。合理的喂养方式对婴儿的健康成长至关重要。

(三)人工喂养

当母亲因各种原因无法亲自喂养婴儿时,可选择人工喂养方式,即使用牛乳、羊乳或其他代乳品来替代母乳。虽然人工喂养不及母乳喂养,但若选用高质量的乳品或代乳品,并合理调配、充足供应,同时注意消毒卫生,也能满足婴儿的营养需求,促进其健康成长。

牛乳作为最常用的代乳品,其蛋白质含量虽高,但主要以酪蛋白为主,不易消化。同时,牛乳中的不饱和脂肪酸和乳糖含量均低于母乳。因此,在配制奶方时,需经过稀释、加糖和消毒三个步骤。稀释度需根据婴儿月龄调整,初生2周内采用2:1的比例,之后逐渐过渡至3:1或4:1,满月后即可全奶喂养。每100ml奶中加糖5~8g,婴儿每日约需加糖牛奶110ml/kg,并额外补充水分150ml/kg(含牛乳量)。

此外,全脂奶粉、配方奶粉、鲜羊乳等也是常用的乳制品。在乳制品不易获得或对牛奶过敏的情况下,还可选择大豆类代乳品进行喂养,以确保婴儿获得充足的营养。

三、小儿保健

小儿保健是针对儿童生长发育过程中的各种影响因素,采取有效手段,强化有利因素,预防和控制不利因素,以确保儿童健康成长的综合医学领域。其核心目标是提升儿童体质,减少疾病发生与死亡风险。根据儿童不同年龄段的特点，保健工作的重点也各有侧重，旨在通过针对性的保健措施，为儿童的全面发展提供有力保障。

（一）胎儿期及围生期保健重点

1.预防遗传性疾病与先天畸形

在孕前，夫妻双方应进行全面的身体检查，特别是遗传性疾病的筛查，以降低遗传性疾病的风险。孕妇应避免接触致畸物质，如某些药物、辐射等，以减少先天畸形的发生。

2.养胎、护胎与胎教

孕妇应保持良好的生活习惯，合理饮食，确保营养充足，为胎儿提供良好的生长环境。定期进行胎教活动，如听音乐、讲故事等，以促进胎儿的感官和智力发育。

3.定期做好产前检查

孕妇应按照医生的建议，定期进行产前检查，包括B超、唐氏筛查等，以及时了解胎儿的发育情况。

4.预防与处理并发症

孕妇应密切关注自身身体状况，如出现妊娠高血压、糖尿病等并发症，应及时就医并遵循医生的治疗建议。

5.预防与监护新生儿疾病

新生儿出生后，应接受全面的身体检查，以及时发现和处理可能的健康问题。家长应密切关注新生儿的生长发育情况，如有异常应及时就医。

（二）新生儿期的保健重点

新生儿期是胎儿出生后生理功能进行有利于生存的重大调整时期。因此，必须很好地掌握新生儿的特点和护理，保证新生儿健康成长。

1.新生儿出生时的护理

(1)确保新生儿在出生后立即得到保暖,避免体温过低。

(2)清理新生儿的呼吸道,确保呼吸通畅。

(3)对新生儿进行全面的身体检查,评估其健康状况。

(4)及时处理新生儿的脐带,预防感染。

2.新生儿保健

(1)提倡母乳喂养,母乳是新生儿最理想的食品,能提供充足的营养和免疫物质。

(2)保持新生儿皮肤清洁干燥,定期洗澡,更换尿布,预防皮肤感染。

(3)选择柔软、透气的衣物和尿布,避免对新生儿皮肤造成刺激。

(4)密切关注新生儿的生长发育情况,定期进行健康检查,及时发现并处理异常问题。

(5)适时进行早教活动,如婴儿抚触、音乐熏陶等,促进新生儿的感官和智力发育。

(三)婴儿期的保健重点

婴儿期是生长迅速的关键期,对营养需求高,但消化功能尚不完善,因此需精心喂养。建议纯母乳喂养至4～6个月,之后可根据需求选用适龄配方奶;4～6个月起逐渐添加辅食。每3个月进行1次体检,以及时筛查缺铁性贫血、佝偻病及发育异常。同时,通过婴儿被动体操促进感知觉发展。由于5～6个月后婴儿自身免疫能力尚弱,需按免疫程序完成基础免疫,以预防传染病。

(四)幼儿期的保健重点

幼儿期儿童体格发育放缓,但与外界接触增多,语言、动作及思维能力迅速发展。此期20颗乳牙逐渐长全,断奶后食物转变,脾胃功能相对较弱,易出紊乱。随着年龄增长,户外活动增多,易感染急性传染病。保健重点包括：合理断奶，科学喂养；培养良好生活习惯；重视早期教育；预防疾病，特别是急性传染病；同时，加强安全教育，防止异物吸入、烫伤、跌伤等意外。通过综合保健措施，确保幼儿健康成长，为其未来发展奠定坚实基础。

（五）学龄前期的保健重点

学龄前儿童大脑发育迅速，智力提升，理解力增强，开始掌握抽象概念。他们语言表达丰富，好奇心旺盛，求知欲强，喜欢模仿。随着身体发育，抗病能力增强。但因接触外界增多，感染风险也相应提高。此阶段保健重点是正确引导孩子认识世界，培养良好习惯和兴趣；同时加强看护，确保安全，继续做好预防保健，如定期体检、疫苗接种等，为孩子的健康成长提供全面保障。通过科学引导和悉心呵护，促进孩子身心全面发展，为未来的学习和生活奠定坚实基础。

（六）学龄期的保健重点

学龄期儿童求知若渴，需保证营养，注重养护。应培养良好学习习惯，加强素质教育，促进全面发展。体育锻炼不可少，既能增强体质，又能锤炼毅力与奋斗精神。生活安排要合理，预防屈光不正、龋齿等问题。

（七）青春期的保健重点

青春期是体格发育关键期，体重、身高显著增长，第二性征凸显。生殖器官迅速发育，女孩初潮，男孩遗精。此时应开展性教育，培养良好性格与道德，树立正确人生观。同时，重视心理与行为引导，关注青少年身心健康。通过性教育，让青少年了解生理变化，增强自我保护意识；通过心理与行为教育，培养其积极心态，提高社交能力，为健康成长奠定坚实基础。青春期教育需全面、细致，助力青少年顺利度过这一重要阶段。

四、计划免疫的实施

依据免疫学原理及儿童免疫特性,结合传染病流行状况,我国制定了科学的儿童免疫程序。通过有计划地接种生物制品,旨在提升儿童免疫力,有效控制并消灭传染病。家长应重视并按时完成规定的预防接种,同时建立详细的预防接种档案。

按照卫生部门的规定,一岁内婴儿需完成卡介苗、脊髓灰质炎三型混合疫苗、百白破混合制剂、麻疹减毒疫苗及乙肝疫苗等基础免疫接种。此外,根据地区疫情和季节变化,还需适时接种乙脑疫苗、流脑疫苗、风疹疫苗、流感疫苗、腮腺炎疫苗及甲肝疫苗等。

通过全面、科学地预防接种,可以有效保护儿童免受传染病的侵害,为儿童的健康成长提供坚实保障。家长应积极配合,确保儿童按时、按序完成所有预防接种。

第四节 儿科诊法概要

诊法是依据临床症状、体征及实验室检查来诊断疾病的基本手段。中医诊法含望、闻、问、切四诊。儿科诊断需结合病史采集、体格检查及现代理化检测。小儿疾病诊断虽与其他科相似,但小儿生理、病理及疾病演变有特殊性,诊察方法与成人不同。儿科医生需熟练掌握儿科诊法特点,综合运用中西医诊断技能,准确辨识小儿疾病,为有效治疗提供可靠依据。通过精细诊察,确保诊断准确,为小儿健康成长保驾护航。

一、儿科病史采集的特点

病史采集主要依赖问诊,这是了解病情的关键途径。近代医家何廉臣在《儿科诊断学》中提出了"十问歌",为临床问诊提供了重要参考。这十问包括寒热、汗液、头身、胸部、饮食、睡眠、饥渴、溲便、旧病及遗传等方面,全面覆盖了儿科问诊的要点。通过细致的问诊,医生可以深入了解患儿的病情,为准确诊断和合理治疗提供重要依据。儿科问诊的重要性不言而喻,它不仅是诊断疾病的基础,也是指导治疗用药的关键。因此,医生在儿科临床中应充分重视并熟练运用问诊技巧。儿科问诊有以下特点。

(1)小儿病史常由家长、保育员或老师提供,因小儿多未能言或言不足信,故儿科病史询问较成人难,资料不全面、不可靠。询问时,需耐心、同情地倾听代述人描述,避免轻易打断。对于年长儿童,可鼓励其自述病情,但需注意,儿童可能因害怕治疗或表达能力有限而误述,医生应细心分辨,确保获取准确病史。通过耐心、细致地询问和观察,医生可以更有效地了解小儿病情,为准确诊断和治疗提供可靠依据。

(2)儿科问诊时,需紧扣主要症状及体征,如咳嗽,应详细询问咳嗽时间、加剧因素、伴随症状、痰的情况及咳嗽声音等,以全面了解病情。

(3)在现病史采集中,问诊技巧至关重要。需详细询问主诉症状的诱因、疾病发展及诊治过程。因小儿多无法直接描述症状,故需运用技巧,如询问恶寒时,可观察是否蜷缩、喜抱;判断里急后重,可问是否有临厕不解之感;了解便前腹痛,可问便前是否哭闹、便后是否哭止。问诊时,应使用儿童易懂的语言,态度和蔼,争取患儿与家长配合。对于关键信息,需反复询问以确保准确。通过掌握并运用这些问诊技巧,医生能更有效地了解小儿病情,为准确诊断和治疗奠定坚实基础。同时,也能提升患儿及家长的信任度,促进医患关系的和谐发展。

(4)详细询问小儿确切年龄至关重要,因年龄是疾病诊断与鉴别的重要参考。例如,3岁以下发热伴惊厥多考虑良性高热惊厥,而6岁仍如此则不能简单归因于高热惊厥。新生儿黄疸出现时间也需关注,24h内出现为病理性,之后出现则需区分生理性与病理性。通过精确年龄信息,医生能更准确地判断病情,为治疗提供有力支持。

(5)个人史:对疾病诊断具有重要参考价值,特别是3岁以内小儿。应详细询问其出生史,包括胎次、胎龄、分娩方式、过程、出生时状况(窒息、产伤、Apgar评分、体重)等。对于神经系统症状、智力发育障碍或疑有先天畸形的患儿,即使3岁以上,也需深入了解出生史,并询问母亲孕期健康状况及用药情况。新生儿病历中,出生史应置于现病史之首。喂养史方面,需了解婴幼儿的喂养方式,人工喂养者需明确乳品类型、调制方法及辅食添加情况;年长儿则需关注食欲、饮食习惯及偏食情况。生长发育史对于3岁以内患儿或疾病与发育紧密相关者尤为重要。应详细询问其体格与智力发育历程,如婴幼儿的大运动发展、前囟门闭合及出牙时间等;年长儿则需了解其学习成绩、性格及人际交往情况。此外,还需记录预防接种史,包括接种的疫苗种类、时间及次数,并关注是否有不良反应。

(6)既往史:询问需简洁,重点关注一般健康状况及疾病史。了解患儿既往健康或多病情况,具体疾病名称或症状,是否患过常见传染病,如麻疹、水痘等。传染病流行时,需询问接触史。同时,了解过去治疗、手术情况,有无后遗症,以及食物或药物过敏史。通过精简询问,既能获取关键信息,又能提高问诊效率,为准确诊断和治疗提供有力支持。

(7)家族史:询问父母年龄、职业、健康状况及是否近亲婚配,母亲孕产史,家庭成员健康状况,特别是类似疾病及家族遗传病情况,还有密切接触者的健康状况。

二、小儿体格检查特点

体格检查是临床医生的基本技能,儿科检查尤为重要。为获取准确资料,儿科医师需注意以下要点。

首先,与患儿建立良好关系至关重要。医师应态度和蔼,消除患儿恐惧,冬天需先暖手再接触患儿,尊重年长儿的害羞与自尊。对于不合作患儿,可待其入睡后检查。

其次,检查体位与顺序需灵活调整。婴幼儿可在家长怀抱中检查,以安静为原则;检查顺序可根据实际情况调整,通常先查呼吸频率、心肺听诊及腹部触诊;易引起反感的部位如口腔、咽部、眼及主诉疼痛部位应最后检查。

再次,医师需注重卫生,勤洗手,听诊器等用具需定期消毒,以防交叉感染。

最后,对于危重患儿,应边抢救边检查,或先查生命体征及与疾病相关部位,待病情稳定后再进行全面检查。通过遵循这些要点,儿科医师能更有效地进行体格检查,为准确诊断与治疗提供有力支持。

三、中医望、闻、切诊与西医体格检查

(一)望诊

小儿生长发育中,肌肤薄嫩,反应灵敏,病理变化易显于体表,望诊不受限制且客观。故望诊在儿科诊断中至关重要,被历代医家视为四诊之首。

儿科望诊主要包括望神色、望形态、审苗窍、察指纹、辨斑疹、

察二便等六个方面的内容。

1. 望神色

望神色为儿科望诊关键,可洞察小儿脏腑气血病变。神有广义、狭义之分,广义指人体生命活动总表现,狭义指精神意识和思维。神以阴精为基础,反映脏腑功能、病情轻重及预后。望神需观察目光、意识、反应及躯体动作,判断患儿有神或失神。有神者目光炯炯,意识清晰,反应敏捷,动作灵活;失神则相反。

望色则关注面部皮肤颜色与光泽。五色包括红、白、黄、青、黑,光泽反映皮肤荣润或枯槁。色泽变化揭示病理状况,不同病色对应不同性质和部位的病证。

正常小儿面色红润有光泽,略带黄色,或白里透红,标志气血调和、身体健康。新生儿面色嫩红也为正常。疾病侵袭时,小儿面色会随疾病性质变化。如面色潮红可能预示发热或阴虚火旺;面色苍白可能表示气血两虚或寒邪侵袭;面色萎黄可能反映脾胃虚弱或营养不良;面色发青可能暗示惊风或寒凝;面色黧黑可能意味着肾虚或寒湿内蕴。

通过细致观察小儿神色,医生能初步判断病情,为进一步诊断和治疗提供重要线索。因此,望神色在儿科临床中具有重要意义,是医生不可或缺的诊断技能。

(1)面呈红色:多主热证。当小儿面部潮红,甚至如涂丹状,常提示体内有热。若伴见高热、口渴、烦躁不安、尿黄便干等症状,多为实热证,常见于外感风热或阳明经证。若面红而虚浮,伴见低热、盗汗、手足心热等症状,则为虚热证,多见于阴虚火旺或疳积等病。此外,若小儿面颊部潮红,如涂胭脂,且伴有咳嗽、气喘,多为肺热咳嗽或哮喘之兆。

(2)面呈白色:多主寒证、虚证。小儿面色苍白,无光泽,常提示体内阳气不足,或气血两虚。若伴见畏寒肢冷、腹痛腹泻、小便清长等症状,多为寒证,常见于外感风寒或脾胃虚寒。若面色苍白而虚浮,伴见神疲乏力、气短懒言、自汗等症状,则为虚证,多见于气虚或血虚等病。此外,若小儿面色㿠白,且伴有突然剧烈腹痛,应警惕蛔虫症或肠套叠等急腹症。

(3)面呈黄色:多为脾虚证或有湿浊。小儿面色萎黄,无光泽,常提示脾胃虚弱,运化失常。若伴见食欲不振、腹胀便溏、消瘦等症状,多为脾虚证,常见于消化不良或营养不良等病。若面色黄而油腻,伴见身重困倦、小便短黄等症状,则为湿浊内蕴,多见于湿热黄疸或湿疹等病。

(4)面呈青色:主寒证、痛证、瘀血及惊痫。小儿面色青紫,常提示体内有寒邪凝滞,或气血瘀阻。若伴见四肢厥冷、腹痛剧烈、脉沉紧等症状,多为寒证或痛证,常见于急性腹痛或惊风等病。若面色青紫而晦暗,伴见口唇紫绀、舌下静脉曲张等症状,则为瘀血内停,多见于跌打损伤或先天性心脏病等病。此外,若小儿面色青紫,且伴有突然昏厥、抽搐等症状,应警惕惊痫之症。

(5)面呈黑色:主肾虚、寒证、痛证、瘀证、水饮。小儿面色黧黑,常提示肾气不足,或体内有寒邪、瘀血、水饮等病理产物。若伴见腰膝酸软、发育迟缓、夜尿频繁等症状,多为肾虚证,常见于先天不足或后天失养等病。若面色黑而晦暗,伴见畏寒肢冷、腹痛腹泻等症状,则为寒证或痛证;若伴见口唇紫绀、舌下静脉曲张等症状,则为瘀证;若伴见身肿体重、小便不利等症状,则为水饮内停。

2.望形态

望形态包括全身与局部两方面,关乎发育、营养及动静姿态。全身形态正常则发育良好、活泼健康;异常则反映病态。动静姿态体现健康状况,不同疾病呈现不同姿态。如伏卧可能内伤饮食,蜷卧或示内寒或腹痛；仰卧少动、目光无神为虚弱之兆；端坐呼吸、喉中痰鸣示痰涎壅盛；两目上翻、抽搐等为肝风内动；肢体无力为气血两虚；头摇不自主或为肝风先兆；蹙眉抱头多为头痛。

局部形态观察包括颅囟、头颈、躯体、四肢、肌肤、毛发及指（趾）甲。需留意头颅大小、畸形，囟门状态；颈项活动、脉络情况；胸背、腹部外形及皮肤、肌肉状态，呼吸时胸腹变化；四肢外形、活动及肌肤情况；毛发色泽、密度；指（趾）甲外形与色泽等，以辅助诊断。

3.审苗窍

苗窍包括目、耳、口、鼻、舌及前后二阴，为五脏外候。观苗窍可知脏腑病变，如舌候心、目候肝、鼻候肺、口候脾、耳及二阴候肾。《幼科铁镜》云："小儿病内必形外，望形审窍，自知其病。"

（1）察目：目为肝之窍，可反映肝的功能及全身状况。小儿目睛明亮，黑白分明，为肝气充足、身体健康之兆。若目睛昏黄，或赤红肿胀，或眼球转动不灵活，甚至斜视、上视等，均可能提示肝经风热、肝火上炎或肝肾阴虚等病证。此外，若小儿频繁眨眼，或眼睑浮肿，也可能与脾虚肝旺或湿热内蕴有关。

（2）察耳：耳为肾之窍，可反映肾的功能及全身状况。小儿耳郭饱满，色泽红润，为肾气充足、身体健康之征。若耳郭瘦削，色泽晦暗，或耳垂过小，可能提示肾气不足或先天发育不良。此外，若小儿耳内流脓，或听力下降，也可能与湿热内蕴或肾虚有关。

（3）察鼻：鼻为肺之窍，可反映肺的功能及呼吸状况。小儿鼻翼煽动，或鼻孔干燥，或流涕不止，均可能提示肺热、肺燥或外感风寒等病证。若小儿鼻塞不通，呼吸不畅，也可能与肺气不宣或痰湿阻肺有关。

（4）察口：口为脾之窍，可反映脾的功能及消化状况。小儿口唇红润、食欲旺盛，为脾气充足、身体健康之表现。若口唇苍白，或口腔溃疡，或流口水不止，可能提示脾虚、脾热或湿热内蕴等病证。

（5）察舌：舌为心之苗，可反映心的功能及全身气血状况。小儿舌质淡红，舌苔薄白，为气血调和、身体健康之标志。若舌质红绛，或舌苔黄腻，或舌体胖大，或舌边有齿痕，均可能提示心火上炎、湿热内蕴、脾虚湿盛或气血两虚等病证。

4.察指纹

观察指纹为儿科特殊诊法，适用于三岁以下小儿。指纹显现于示指内侧，分风、气、命三关。诊察时，家长抱患儿于光亮处，医生以对应手握住患儿示指尖，其余三指贴近医生掌心，再用另一手拇指从命关至风关推按。正常指纹隐约淡紫，伸直不超风关。辨证依据指纹浮沉、色泽、流畅度及到达部位，以"浮沉辨表里，紫红分寒热，淡滞定虚实，三关测轻重"为纲领。浮沉显隐分表里，红主寒，紫主热；淡流畅为虚，滞不畅为实；指纹达风关病轻，达气关稍重，达命关病重，透关射甲则病情危笃。指纹诊法有临床价值，但纹证不符时，需舍纹从证。

5.辨斑疹

斑与疹是儿科常见体征，对疾病诊断、鉴别及病情评估有重要意义。斑为出血性皮疹，不高出皮肤，按之不退色，鲜红者多属温热病；紫暗伴面白肢冷，为气不摄血。疹为充血性皮疹，高出皮面，按之退色。不同疾病皮疹的分布、出没时间及顺序各异。儿科常见出疹性疾病包括麻疹、风痧、丹痧、奶麻等。

6.察二便

观察二便需留意次数、量、颜色、气味及形态。婴幼儿因喂养方式差异，粪便特点各异。母乳喂养婴儿大便每日2~4次，金黄糊状，含少量乳凝块，带酸臭味；牛乳或羊乳喂养儿粪便偏干，淡黄，含乳凝块,有腐臭味。了解正常粪便特点,是判断异常粪便的基础。

(二)闻诊

闻诊包括听声音和嗅气味两个方面。

1.听声音

儿科听诊需关注啼哭、语言、咳嗽及呼吸等声音,与五脏病变紧密相关。《素问》提及五脏不和则五声不顺。啼哭为小儿表达不适的方式,非必为病态。健康小儿啼哭有泪且声音洪亮。若啼哭声异常,应详查原因。语言、咳嗽、呼吸声的强弱可反映寒热虚实,具体内容将在相关章节阐述。

听诊应借助现代设备,如听诊器可客观了解心、肺及腹部情况。肺部听诊需关注呼吸音对称性、节律、深浅及异常呼吸音,如啰音、摩擦音等。心脏听诊需在安静时进行,注意心率、心音强弱与节律,以及杂音和心包摩擦音。腹部听诊则留意肠鸣音的存在与强弱。

2.嗅气味

气味包括口中、二便、呕吐物及分泌物的气味,特殊气味可助诊断。如嗳腐酸臭提示乳食积滞,口气臭秽提示脾胃积热,脓涕腥臭提示鼻渊,烂苹果味提示糖尿病酮症酸中毒,苦杏仁味提示氰化物中毒,蒜臭味提示有机磷中毒。

(三)切诊

包括脉诊和按诊两部分。

1.脉诊

小儿脉诊与成人有异。三岁以下因手臂短、易哭闹,常以指纹诊法代脉诊。三岁以上用"一指定三关",即一指按关脉,前辗为寸,后辗为尺,正常脉象细软快。小儿脉率随年龄减小而增快。病脉以浮、沉、迟、数、无力、有力六脉为纲,辨表里、寒热、虚实。脉诊需结合年龄,脉证不符时,舍脉从证。

2.按诊

按诊即触诊,通过按压或触摸身体部位,协助诊断病情。儿科触诊需特别注意:触摸婴儿颅骨,了解囟门情况及颅骨状态;腹部按诊宜在安静或哺乳时进行,注意肝脾大小及质地,婴幼儿肝边缘略超出肋下正常,小婴儿有时可触及脾脏,但均质软无压痛,6~7岁后不应再触及;根据年龄判断按诊结果,小儿啼哭时检查不易准确,需观察表情变化判断压痛。

第五节　儿科辨病辨证概要

辨病依据疾病生理病理特点及临床表现,确定具体疾病。辨证则综合分析四诊资料,明确病因、病机、病变部位及邪正关系等。儿科常用八纲、脏腑及温病辨证。辨病与辨证结合,即明确疾病同时分析中医证候,是中西医结合治疗的关键。

一、辨病概要

(一)西医病名与中医病名

西医病名通常基于病理学、生理学等现代医学理论,以疾病的病因、病理变化或临床表现来命名。而中医病名则更多地体现了中医的整体观念和辨证论治思想,往往以疾病的证候特点、发病机理或治疗原则来命名。在儿科临床中,西医病名与中医病名之间并非一一对应,而是存在交叉和重叠。因此,医生需要充分了解两者的联系和区别,以便更准确地诊断疾病。

(二)西医辨病与中医辨病

西医辨病主要依赖于现代医学的检查手段和诊断标准,通过实验室检查、影像学检查等方法,对疾病的病因、病理变化进行客观分析。而中医辨病则侧重于通过望、闻、问、切四诊合参,对疾病的证候特点、发病机理进行综合分析。两者各有优势,相互补充,共同为疾病的准确诊断提供有力支持。

(三)先辨病后辨证

在儿科临床中,辨病与辨证是相辅相成的两个过程。辨病是辨证的基础,只有先确定疾病的本质和类型,才能进一步分析疾病的证候特点和演变规律。因此,在儿科临床实践中,医生应遵循"先辨病后辨证"的原则,先通过西医或中医的方法确定疾病的诊断,然后再根据中医的辨证论治思想,制定个性化的治疗方案。这样既能确保治疗的针对性,又能充分发挥中医的整体调节优势,提高临床疗效。

二、辨证概要

(一)八纲辨证

八纲辨证是中医辨证的基础,包括表里、寒热、虚实、阴阳四个方面。在儿科临床中,八纲辨证对于判断疾病的性质、病位以及邪正盛衰具有重要意义。

1.表里辨证:通过观察患者症状是否明显于体表或隐匿于内,可以判断疾病是处于表浅阶段还是深入脏腑。例如,小儿感冒初期,症状多表现为发热、恶寒、鼻塞、流涕等表证,此时治疗应以解表为主。

2.寒热辨证:根据患者体温、面色、口渴与否等症状,可以判断疾病是寒证还是热证。儿科中常见的寒证有风寒感冒、脾胃虚寒等,热证则有风热感冒、肺热咳嗽等。

3.虚实辨证:通过观察患者体质强弱、精神状态、食欲等,可以判断疾病是实证还是虚证。实证多因邪气盛实所致,如食积、痰热等;虚证则多因正气不足,如脾虚、肺虚等。

4.阴阳辨证:阴阳是中医理论的核心,通过辨证可以明确疾病的阴阳属性。在儿科中,阴阳失调是导致疾病发生发展的重要原因,如阴虚火旺、阳虚寒凝等。

(二)脏腑辨证

脏腑辨证是中医辨证的重要组成部分,它根据脏腑的生理功能、病理变化以及脏腑之间的相互关系,对疾病进行辨证分析。在儿科临床中,脏腑辨证对于明确疾病病位、指导治疗具有重要意义。

儿童脏腑娇嫩,易受外邪侵袭,因此脏腑辨证在儿科中尤为重要。例如,小儿肺系疾病多因外感风寒或风热所致,治疗时应注重宣肺止咳;脾胃系疾病则多因饮食不节或脾胃虚寒所致,治疗时应注重调理脾胃。

(三)三焦辨证和卫气营血辨证

三焦辨证和卫气营血辨证是中医温病学说的重要组成部分,对于指导儿科传染病和感染性疾病的治疗具有重要意义。

1.三焦辨证:三焦是中医理论中的重要概念,它根据人体上、中、下三部的生理功能和病理变化,将疾病分为上焦、中焦、下焦三个层次进行辨证。在儿科传染病中,三焦辨证有助于明确疾病的传变规律和病位,从而制定针对性的治疗方案。

2.卫气营血辨证:卫气营血是中医温病学说的核心理论之一,它根据人体卫气、营血的不同生理状态和病理变化,将疾病分为卫分证、气分证、营分证、血分证四个阶段进行辨证。在儿科感染性疾病中,卫气营血辨证有助于判断疾病的轻重缓急和病势变化,从而及时调整治疗方案,提高治疗效果。

三、辨病与辨证相结合

(一)中医辨病与辨证相结合

中医辨病是通过对疾病本质的认识,结合患者的临床症状和体征,确定疾病的具体名称。而辨证则是在辨病的基础上,进一步分析疾病的病因、病机、病位以及邪正关系,从而制定个性化的治疗方案。在儿科中,由于儿童体质娇嫩,病情变化迅速,因此中医辨病与辨证的结合显得尤为重要。通过辨病明确疾病的本质,再通过辨证把握疾病的动态变化,两者相辅相成,共同指导临床治疗,确保治疗的针对性和有效性。

(二)西医辨病与中医辨证相结合

在儿科临床中,将西医辨病与中医辨证相结合,能够充分发挥两者的优势。西医辨病为中医辨证提供了客观的病理基础,而中医辨证则为西医治疗提供了个性化的治疗方案。这种结合不仅提高了诊断的准确性,还为治疗提供了更加全面的思路,有助于提升儿科临床的治疗效果,促进患儿的康复。

第二章　呼吸系统疾病

第一节　小儿呼吸系统解剖及生理学特点

一、解剖特点

呼吸系统以环状软骨为界划分为上、下呼吸道。上呼吸道包括鼻、鼻窦、咽、咽鼓管、会厌、喉；下呼吸道包括气管、支气管直至肺泡。

(一)上呼吸道

小儿的上呼吸道包括鼻腔、咽和喉部，是气体进入和排出体外的首要通道。小儿的鼻腔相对狭小，鼻黏膜柔嫩且富含血管，这使得他们容易因外界刺激(如冷空气、异物等)而引发鼻塞、流涕等反应。此外，小儿的咽腔也相对狭窄，且咽鼓管短而直，这增加了他们患中耳炎的风险。喉部方面，小儿的喉腔较小，声门裂相对狭窄，这使得他们在哭闹或呼吸道感染时容易出现喉鸣、呼吸困难等症状。

(二)下呼吸道

下呼吸道包括气管、支气管和肺。小儿的气管和支气管相对较短且狭窄，黏膜柔嫩，纤毛运动能力较弱，这使得他们清除呼吸道分泌物的能力较差，容易引发呼吸道感染。此外，小儿的肺组织发育尚不完善，肺泡数量相对较少，肺活量较小，呼吸功能相对较弱。在呼吸道感染时，小儿容易出现咳嗽、喘息等症状，且病情进展可能较为迅速。

(三)胸廓和纵隔

小儿的胸廓呈圆筒状，肋骨较为水平，这使得他们的胸腔容积相对较小。随着年龄的增长，胸廓逐渐变为扁平状，胸腔容积也随之增大。小儿的纵隔内含有心脏、大血管等重要器官，由于胸廓相对较小，这些器官在胸腔内的位置相对拥挤，这在一定程度上影响了小儿的呼吸功能。此外，小儿的胸廓肌肉和肋间肌发育尚不完善，呼吸运动主要依赖膈肌的收缩和舒张，这也使得他们在面对呼吸道疾病时容易出现呼吸困难等症状。

二、生理特点

(一)呼吸频率和节律

小儿的呼吸频率明显高于成人，这是由他们较高的新陈代谢率和相对较小的肺活量所决定的。新生儿期，呼吸频率可达每分钟40～60次，随着年龄的增长逐渐减慢，至学龄期前后降至每分钟20次左右。此外，小儿的呼吸节律也相对不稳定，易受外界因素（如情绪、活动、睡眠等）的影响而发生变化。这种不稳定性在新生儿和婴幼儿期尤为明显。

(二)呼吸类型

小儿的呼吸类型以腹式呼吸为主，这是由于他们的膈肌相对发达，而肋间肌和胸廓肌肉发育尚不完善。腹式呼吸使得小儿在呼吸时腹部起伏明显，有助于增加胸腔容积，提高通气效率。然而,这种呼吸类型也使得小儿在呼吸道感染或腹部受压时容易出现呼吸困难。

(三)呼吸功能特点

小儿的呼吸功能相对较弱,这主要体现在肺活量小、通气量不足以及呼吸道阻力大等方面。由于肺泡数量相对较少,肺组织发育尚不完善,小儿的肺活量明显小于成人,导致他们每次呼吸时吸入的氧气量有限。同时,小儿的呼吸道相对狭窄,黏膜柔嫩,纤毛运动能力弱,使得呼吸道阻力增大,通气效率降低。这些特点使得小儿在面对呼吸道疾病时更加易感,且病情可能进展迅速。

三、免疫特点

小儿呼吸道免疫功能相对较弱,具体表现为非特异性免疫和特异性免疫均不够成熟。婴幼儿体内分泌型IgA水平偏低,且IgA、IgG等免疫球蛋白含量也不足。此外,肺泡巨噬细胞的功能尚不完善,同时乳铁蛋白、溶菌酶、干扰素及补体等免疫相关物质的数量和活性也相对较低,因此婴幼儿更容易患上呼吸道感染。

第二节 急性上呼吸道感染

一、定义

儿科急性上呼吸道感染,简称"上感",俗称"感冒",是指由病毒或细菌等病原体感染所致的以侵犯鼻、鼻咽和咽部为主的急性炎症。是小儿时期最常见的急性感染性疾病,一年四季均可发生,以冬春季发病率高。

二、病因病机

(一)西医病因病机

西医认为,儿科急性上呼吸道感染的主要病原体为病毒,占病例的90%以上,常见的有鼻病毒、冠状病毒、腺病毒、流感病毒、副流感病毒、呼吸道合胞病毒等。细菌感染可直接或继发于病毒感染之后发生,以溶血性链球菌为多见,其次为流感嗜血杆菌、肺炎链球菌和葡萄球菌等。发病与年龄、体质及环境密切相关,尤其是体弱或有慢性呼吸道疾病者更易罹患。

(二)中医病因病机

中医认为,儿科急性上呼吸道感染的发生与外感六淫(风、寒、暑、湿、燥、火)有关,尤以风邪为主。在人体正气不足时,风邪从口鼻、皮毛侵入人体,导致肺卫功能失调,从而引起急性上呼吸道感染。此外,正气不足也是导致急性上呼吸道感染发生的重要因素。正气不足则抵抗力下降,容易感染外邪。中医将急性上呼吸道感染分为风寒证、风热证、暑湿证等不同证型,根据辨证施治的原则进行治疗。

三、临床表现

(一)西医症状

儿科急性上呼吸道感染因年龄、体质、病原体及病变部位的不同,其临床表现也各异。年长儿由于免疫系统相对成熟,症状通常较轻;而婴幼儿由于免疫系统尚未完善,症状往往较重。

1. 局部症状

(1)鼻塞、流涕:这是最常见的症状,鼻涕初为清水样,后可能变为脓性。

(2)喷嚏:由于鼻腔受到刺激,患儿会频繁打喷嚏。

(3)咽痛、咽痒:咽部不适,吞咽时可能感到疼痛。

(4)咳嗽:初期为干咳,后可能转为有痰咳嗽。

2.全身症状

(1)发热:多为低热或中度热,但婴幼儿可能出现高热甚至引起高热惊厥。

(2)头痛、乏力:患儿可能感到头痛、全身无力。

(3)食欲不振:由于身体不适,患儿进食减少或者不愿进食。

(4)哭闹不安:婴幼儿可能因不适而哭闹不止。

3.体征

(1)咽部充血:检查可见咽部红肿,有时可见扁桃体肿大。

(2)鼻腔分泌物增多:鼻腔内可能有清水样或脓性分泌物。

(3)淋巴结肿大:部分患儿可出现颈部、耳后淋巴结肿大。

4.特殊类型的急性上呼吸道感染

(1)疱疹性咽峡炎:由柯萨奇病毒A组引起,表现为急性发热、咽痛、流涎、拒食等,检查咽腭弓、软腭、腭垂的黏膜上可见多个2~4mm大小的灰白色的疱疹,周围有红晕,1~2d后破溃形成小溃疡,表面覆有淡黄色假膜。

(2)咽结合膜热:以发热、咽炎、结膜炎三大症状为特征,表现为急起发热、咽痛、畏光、流泪、眼部刺痛等,检查可见咽部充血,一侧或两侧滤泡性眼结合膜炎,颈部、耳后淋巴结肿大。

(二)中医证型

1.风寒感冒

证候:恶寒发热,无汗,头痛身痛,鼻塞流清涕,咳嗽痰白稀,口不渴或渴喜热饮。苔薄白,脉浮紧。

2.风热感冒

证候:发热重,微恶风,头胀痛,有汗,咽喉红肿疼痛,咳嗽,痰黏或黄,鼻塞黄涕,口渴欲饮。舌尖边红,苔薄白微黄,脉浮数。

3.暑邪感冒

证候:发热,微恶风寒,无汗或汗出不畅,头痛身重,胸闷泛恶,咳嗽痰黏,流浊涕,心烦口渴,小便短赤。苔薄黄腻,脉濡数。

4.时疫感冒

证候:起病急骤,高热寒战,头痛剧烈,肌肉酸痛,全身乏力,恶心欲吐,或伴腹痛、腹泻。舌质红,苔黄腻或黄燥,脉洪数或滑数。

四、诊断

根据临床表现一般不难诊断,但需与以下疾病鉴别。

1.流行性感冒:流行性感冒由流感病毒引起,症状通常更重,包括高热、寒战、头痛、全身酸痛等,且易并发肺炎、心肌炎等严重并发症。

2.急性传染病早期:某些急性传染病如麻疹、猩红热、百日咳等,在早期也可出现与急性上呼吸道感染相似的症状,需仔细鉴别,以免误诊。

3.急性阑尾炎:婴幼儿急性阑尾炎的早期症状可能不典型,仅表现为发热、呕吐、腹痛等,易与急性上呼吸道感染混淆。但阑尾炎患儿通常伴有右下腹压痛、反跳痛等体征,需仔细检查。

4.过敏性鼻炎:过敏性鼻炎患儿常表现为鼻塞、流涕、打喷嚏等症状,与急性上呼吸道感染相似。但过敏性鼻炎通常与过敏原接触有关,且症状持续时间长,无发热等全身症状。通过询问过敏史及观察症状变化,可进行鉴别。

在排除上述疾病后,尚应对上呼吸道感染的病原进行鉴别,以便指导治疗。

五、治疗

(一)西医治疗

1. 一般治疗

(1)休息:确保患儿有足够的休息时间,减少活动量,以促进身体恢复。

(2)饮食:提供清淡、易消化、营养丰富的食物,避免刺激性食物,保持充足的水分摄入。

(3)环境:保持室内空气流通,避免烟雾、尘埃等刺激,维持适宜的温湿度。

2. 抗感染治疗

(1)抗病毒药物:对于由病毒感染引起的急性上呼吸道感染,应尽早使用抗病毒药物,如奥司他韦、扎那米韦等,以抑制病毒复制,缩短病程。

(2)抗菌药物:对于由细菌感染引起的或并发细菌感染的病例,应根据病原菌选用敏感的抗菌药物,如青霉素类、头孢菌素类等。避免滥用抗菌药物,以免产生耐药性。

3. 对症治疗

(1)发热:对于高热患儿,应及时给予退热药物,如布洛芬、对乙酰氨基酚等,同时配合物理降温,如温水擦浴、冰袋降温等。

(2)咳嗽:对于咳嗽严重的患儿,可使用止咳药物,如氨溴索、溴己新等,以缓解咳嗽症状。

(3)鼻塞、流涕：可使用纳尔平、呋麻滴鼻液等药物,以减轻鼻塞、流涕症状,改善呼吸。

(二)中医辨证论治

1.辨证要点

(1)辨寒热：根据患儿的症状、体征及舌脉象,判断其属于风寒、风热还是暑邪等证型。

(2)辨虚实：分析患儿体质及病情,判断其属于实证还是虚证,或虚实夹杂。

(3)辨脏腑：根据症状表现,判断病变主要涉及的脏腑,如肺、脾、胃等。

2.治疗原则

(1)整体观念：注重患儿的整体状况,调整脏腑功能,提高机体免疫力。

(2)辨证施治：根据辨证结果,选用相应的中药方剂,如风寒感冒选用辛温解表药,风热感冒选用辛凉解表药等。

(3)标本兼治：既治疗急性上呼吸道感染的症状,又注重调理患儿体质,预防疾病复发。

(4)灵活用药：根据患儿病情及体质变化,及时调整药物剂量和配伍,确保治疗效果。

在具体治疗中,中医常采用中药汤剂、中成药、针灸、推拿等多种方法综合治疗。如风寒感冒可选用麻黄汤或桂枝汤加减；风热感冒可选用银翘散或桑菊饮加减；暑邪感冒可选用新加香薷饮或六一散加减等。同时,可配合针灸、推拿等疗法,以疏通经络、调和气血、增强免疫力,促进患儿康复。

第三节 急性支气管炎

一、定义

急性支气管炎是指由于各种致病原引起的支气管黏膜炎症，是儿童时期常见的呼吸道疾病。由于气管常同时受累，故也称为急性气管-支气管炎。该病常继发于上呼吸道感染之后，是肺炎的早期表现之一，主要表现为咳嗽、咳痰等症状。

二、病因病机

(一)西医病因病机

西医认为，儿科急性支气管炎的主要病因是感染，病原为病毒、肺炎支原体或细菌，或为其混合感染。常见的病毒有流感病毒、腺病毒、呼吸道合胞病毒等，细菌则以肺炎球菌、流感嗜血杆菌、葡萄球菌等较为多见。此外，环境污染、空气污浊或经常接触有毒气体亦可刺激支气管黏膜引发炎症。免疫功能低下、特异性体质、营养障碍、佝偻病和支气管结构异常等均为本病的危险因素。

(二)中医病因病机

中医认为，小儿咳嗽的病因主要是感受外邪，以风邪为主，肺脾虚弱是其内因。病变部位在肺，常涉及脾，病理机制为肺失宣肃。具体来说，中医病因病机可归纳为以下几点

1.感受外邪：小儿脏腑娇嫩，形气未充，卫外不固，易为外邪所侵。风为百病之长，常兼夹寒、热、燥等邪侵袭肺卫，使肺气郁闭不宣，清肃之令不行，而发为咳嗽。

2.痰热壅肺：外感风热之邪，或风寒之邪入里化热，或肺热素

盛,炼液成痰,痰热互结,壅阻于肺,肺失宣降,发为咳嗽。症见咳嗽痰多,色黄黏稠,难以咳出,伴有发热、口渴、烦躁不安等。

3.痰湿蕴肺:小儿脾常不足,脾虚失运,水湿内停,聚而成痰,痰湿上渍于肺,壅遏肺气,肺失宣降,发为咳嗽。症见咳嗽痰多,色白而稀,容易咳出,伴有胸闷、食欲不振、大便稀溏等。

4.肺脾气虚:小儿肺脾两虚,气虚则卫外不固,易为外邪所侵;脾虚则运化失职,痰湿内生。外邪侵袭与痰湿内阻相结合,导致肺失宣降,发为咳嗽。症见咳嗽无力,痰白清稀,伴有气短、乏力、面色无华等。

5.阴虚肺热:小儿阳常有余,阴常不足,若外感热邪,或热病伤阴,或素体阴虚,均可导致肺阴受损,阴虚生内热,虚火灼津为痰,肺失濡润,发为咳嗽。症见干咳无痰,或痰少而黏,不易咳出,伴有口干咽燥、手足心热等。

三、临床表现

(一)西医症状

儿科急性支气管炎的西医症状主要包括咳嗽、咳痰。咳嗽初期为干咳,随后逐渐出现痰液,痰液的颜色和性质可能因病因不同而有所差异。部分患儿可能伴有发热、呕吐、腹泻等症状。严重时可出现喘息、气促、胸闷等呼吸困难的表现。

(二)中医证型

1.外感咳嗽

(1)风寒袭肺

证候:咳嗽频繁,痰白稀薄,鼻塞流涕,恶寒发热,无汗,头痛身痛。舌苔薄白,脉浮紧。此证型多见于感冒初期,由风寒之邪侵袭肺卫所致。

(2)风热犯肺

证候:咳嗽不爽,痰黄黏稠,鼻塞流黄涕,发热恶风,有汗,咽痛口渴。舌苔薄黄,脉浮数。此证型多见于感冒中期,由风热之邪犯肺所致。

2.内伤咳嗽

(1)痰热壅肺

证候:咳嗽痰多,色黄黏稠,难以咳出,发热口渴,烦躁不安,小便短黄,大便干结。舌红苔黄腻,脉滑数。此证型多见于病情较重、痰热互结的患儿。

(2)痰湿咳嗽

证候:咳嗽痰多,色白而稀,容易咳出,胸闷纳呆,食欲不振,大便稀溏。舌苔白腻,脉滑。此证型多见于脾虚湿盛、痰湿内阻的患儿。

(3)肺脾气虚

证候:咳嗽无力,痰白清稀,气短乏力,面色无华,食欲不振,大便溏薄。舌淡苔白,脉细弱。此证型多见于肺脾两虚、气虚不足的患儿。

(4)阴虚肺热

证候:干咳无痰,或痰少而黏,不易咳出,口干咽燥,手足心热,盗汗。舌红少苔,脉细数。此证型多见于阴虚火旺、肺热炽盛的患儿。

四、诊断

儿科急性支气管炎的诊断主要依据患儿的临床表现、体征以及实验室检查。临床表现包括咳嗽、咳痰,可能伴有发热、喘息等症状。体征上,患儿咽部充血,双肺呼吸音粗糙,甚至有干湿性啰音。实验室检查方面,血常规可能显示白细胞计数正常或略高,以中性粒细胞为主;X线检查大多正常,或仅见肺纹理增粗。在诊断过程中,还需与上呼吸道感染、支气管肺炎、支气管哮喘等疾病进行鉴别。

五、治疗

(一)西医治疗

1.一般治疗

要确保患儿有足够的休息,避免剧烈运动。饮食应清淡易消化,避免刺激性食物。保持室内空气流通,避免烟雾、尘埃等刺激。对于发热的患儿,要进行适当的物理降温或药物降温。

2.控制感染

由于儿科急性支气管炎多由病毒、细菌或支原体等感染引起,因此控制感染是治疗的关键。对于病毒感染,可选用抗病毒药物;对于细菌感染,应根据药敏试验结果选用敏感的抗菌药物;对于支原体感染,可选用大环内酯类抗生素。

3.对症治疗

(1)祛痰药:对于痰液黏稠、不易咳出的患儿,可选用祛痰药,如氨溴索、溴已新等,以稀释痰液,帮助痰液排出。

(2)平喘:对于伴有喘息的患儿,可选用平喘药物,如沙丁胺醇、氨茶碱等,以缓解支气管痉挛,改善通气。

(3)抗过敏:对于过敏体质的患儿,或考虑存在过敏性因素的患儿,可选用抗过敏药物,如氯雷他定、西替利嗪等,以减轻过敏反应,缓解咳嗽等症状。

(二)中医辨证论治

1.辨证要点:中医辨证治疗儿科急性支气管炎,首先要明确患儿的证型。辨证要点包括观察患儿的症状、体征、舌象、脉象等，以判断其属于风寒、风热、痰热、痰湿、肺脾气虚、阴虚肺热等哪一种证型。

2.治疗原则：根据辨证结果，中医治疗儿科急性支气管炎的原则是辨证施治。对于不同的证型，选用不同的中药方剂进行治疗。如风寒袭肺可选用麻黄汤或桂枝汤；风热犯肺可选用银翘散或桑菊饮；痰热壅肺可选用清金化痰汤；痰湿咳嗽可选用二陈汤；肺脾气虚可选用六君子汤；阴虚肺热可选用沙参麦冬汤等。同时，可根据患儿的病情和体质，适当加减药物，以达到最佳的治疗效果。

第四节 肺 炎

一、定义

肺炎是指发生在儿童时期的肺部炎症，是儿科常见的呼吸道疾病之一。该病由不同病原体或其他因素（如吸入、过敏等）引起，主要表现为发热、咳嗽、呼吸急促、呼吸困难以及肺部啰音等症状。

二、病因病机

（一）西医病因病机

1.感染因素

感染因素是肺炎最常见的病因，主要包括细菌、病毒、支原体、衣原体等病原微生物。其中，细菌性肺炎主要由肺炎链球菌、金黄色葡萄球菌、流感嗜血杆菌等引起；病毒性肺炎则多由呼吸道合胞病毒、腺病毒、流感病毒等病毒感染所致。此外，支原体、衣原体感染也是肺炎的重要病原体。

2.非感染因素

非感染因素包括吸入性肺炎、过敏性肺炎等。吸入性肺炎是由于吸入羊水、胎粪、奶汁等异物或有害气体引起的肺部炎症；过敏性肺炎则是由过敏原引起的肺部变态反应性疾病。

3.发病机制

儿科肺炎的发病机制涉及多个方面。病原体常通过呼吸道入侵肺部，引发炎症反应和组织损伤。细菌侵入肺部后会产生毒素和内毒素，导致炎症反应和组织损伤；病毒则通过呼吸道传播进入人体，复制并释放出各种酶和蛋白，引起局部黏膜水肿、充血等症状。此外，机体的免疫状态、遗传因素等也在儿科肺炎的发病中起到一定作用。

(二)中医病因病机

中医认为，肺炎的病因病机复杂多样，主要包括外感风邪、内伤饮食、肺脾虚弱等因素。外感风邪是儿科肺炎最常见的外因，风寒、风热等邪气侵袭肺卫，导致肺气郁闭、宣降失司而发为肺炎。内伤饮食则是指过食生冷、油腻等食物，损伤脾胃功能，导致痰湿内生、上渍于肺而引发肺炎。肺脾虚弱是儿科肺炎的内因，小儿肺脏娇嫩、脾常不足，易受外邪侵袭且运化失职，痰湿内生，从而引发肺炎。

中医还强调肺炎的病理机制为肺气郁闭、痰热蕴肺。肺气郁闭导致肺失宣降，气机不畅；痰热蕴肺则使痰液黏稠、难以咳出，进一步加重肺部炎症。此外，中医还认为肺炎的病变部位主要在肺，但常涉及脾、胃等其他脏腑，形成复杂的病理变化。

三、临床表现

（一）西医症状

1. 常见症状

肺炎的西医症状通常包括一系列呼吸系统表现，这些症状在病情轻重不同的患儿中会有所差异。常见症状主要有：

（1）咳嗽：这是肺炎最典型的症状，初期可能为干咳，随着病情发展，咳嗽会逐渐加重，并可能伴有痰液。

（2）发热：多数肺炎患儿会出现发热，体温可高达39℃以上，且可能持续不退。

（3）气促：患儿呼吸频率加快，严重时可能出现呼吸困难，甚至需要用力呼吸。

（4）肺部啰音：医生在听诊时，可以听到患儿肺部有固定的中细湿啰音，这是肺炎的重要体征。

2. 重症肺炎症状

（1）循环系统：心率加快、心音低钝，可能出现奔马律。心脏扩大，心力衰竭，表现为面色苍白、四肢厥冷、肝脏迅速增大等。严重时可能出现休克，血压下降，脉搏细速。

（2）神经系统：烦躁不安、嗜睡、昏迷或惊厥等中毒性脑病表现。部分患儿可能出现脑膜刺激征阳性，如颈项强直、克氏征阳性等。

（3）消化系统：呕吐、腹泻、腹胀等消化系统症状，可能是由于病原体直接侵犯胃肠道或机体应激反应所致。重症时可能出现消化道出血，表现为呕血或便血。

(二)中医证型

1.常证

(1)风寒郁肺

证候:恶寒发热,无汗不渴,咳嗽气急,痰稀色白,咽不红。舌苔薄白或白腻,脉浮紧,指纹浮红。

(2)风热郁肺

证候:发热恶风,有汗口渴,咳嗽痰黏或黄,咽红,舌尖红。苔薄白或黄,脉浮数,指纹浮紫。

(3)痰热闭肺

证候:壮热烦躁,喉间痰鸣,痰稠色黄,气促喘憋,鼻翼煽动,或口唇青紫,面赤口渴,小便黄少,大便干结。舌红苔黄,脉滑数,指纹紫滞。

(4)毒热闭肺

证候:高热不退,咳嗽剧烈,气急鼻煽,甚至喘憋,涕泪俱无,面赤唇红,烦躁口渴,小便黄少,大便干结。舌红苔黄腻,脉滑数,指纹紫滞。此证型病情严重,变化迅速,易出现心阳虚衰、邪陷厥阴等变证。

(5)阴虚肺热

证候:低热不退,面色潮红,干咳无痰或少痰,口渴咽干,手足心热。舌红少津,脉细数,指纹淡紫。

(6)肺脾气虚

证候:病程迁延,低热起伏,面色无华,动则汗出,咳嗽无力,痰白清稀,食欲不振,大便溏薄。舌淡苔薄白,脉细无力,指纹淡红。

2.变证

(1)心阳虚衰

证候:在肺炎极期突然出现面色苍白,口唇肢端发绀,四肢厥冷,额汗不温,虚烦不安,右胁下出现痞块并逐渐增大。舌质淡紫,苔薄白,脉细弱而数,指纹青紫可达命关。

(2)邪陷厥阴

证候:在肺炎极期出现壮热烦躁,神昏谵语,四肢抽搐,口噤项强,两目上视,牙关紧闭,面赤唇红。舌红苔黄腻,脉细数,指纹青紫可达命关。

四、诊断

(一)西医诊断

1.诊断要点

肺炎的西医诊断主要依据临床表现、肺部听诊和实验室检查。

根据临床表现,患儿通常会出现咳嗽、发热、气促和肺部啰音等症状。这些症状是肺炎的典型表现,但并非所有患儿都会同时出现。因此,医生需要仔细询问病史,观察患儿的症状变化,以及是否存在其他伴随症状。

肺部听诊是诊断肺炎的重要步骤。医生会用听诊器仔细听诊患儿的肺部,寻找固定的中细湿啰音。这些啰音是肺炎的特异性体征,对于诊断具有重要意义。

实验室检查也是确诊肺炎的重要依据。血常规检查可以观察白细胞计数和分类,判断是否存在感染。病原学检查则通过采集患儿的呼吸道分泌物或血液样本,进行细菌培养、病毒检测或支原体检测等,以确定具体的病原体。

(1)血常规:白细胞计数可能增高或正常,但中性粒细胞比例通常增高,表示存在感染。

(2)病原学检查:通过咽拭子、痰培养、血培养或血清学检测等方法,可以确定病原体类型,如细菌、病毒或支原体等。

2.鉴别诊断

在诊断肺炎时,还需要与其他一些疾病进行鉴别。

(1)急性支气管炎:急性支气管炎与肺炎在症状上有所相似,但支气管炎通常症状较轻,咳嗽、咳痰为主要表现,肺部啰音不固定,且多集中在中上部。而肺炎则症状较重,肺部啰音固定,且可能伴有其他系统症状。

(2)支气管异物:支气管异物也可能导致患儿出现咳嗽、气促等症状,但异物吸入史是诊断的关键。此外,支气管异物通常不会伴有发热等感染症状,而肺炎则常伴有发热。

(3)肺结核:肺结核也可能出现咳嗽、咳痰、发热等症状,但肺结核的病程较长,咳嗽较轻,且常伴有盗汗、消瘦等结核中毒症状。肺部X线检查可以显示肺结核的典型病灶,与肺炎的X线表现有所不同。

(二)中医诊断要点

中医诊断肺炎主要依据患儿的临床症状、体征以及舌象、脉象等。

临床症状方面,中医会关注患儿的咳嗽、发热、气促等症状,以及痰液的颜色、质地等。体征方面,中医会观察患儿的精神状态、面色、呼吸等,以及肺部是否有啰音等。

舌象和脉象也是中医诊断的重要依据。舌象可以反映患儿体内的寒热、虚实等状况,脉象则可以反映患儿的气血运行状况。

五、治疗

(一)西医治疗

1.病因治疗

(1)细菌感染:针对细菌性肺炎,主要治疗方法是使用抗生素。

抗生素的选择应基于细菌培养和药敏试验结果,以确保有效覆盖病原体。常用的抗生素包括青霉素类、头孢菌素类、大环内酯类等。治疗时应遵循早期、足量、足疗程的原则,以确保彻底清除病原体。

(2)病毒感染:对于病毒性肺炎,目前尚无特效的抗病毒药物。治疗主要以对症支持为主,同时密切关注病情变化。在特定情况下,如流感病毒感染,可能会考虑使用抗病毒药物如奥司他韦等。

2.对症治疗

(1)氧疗:对于出现低氧血症的患儿,应及时给予氧疗以维持氧饱和度在正常范围内。氧疗方式包括鼻导管吸氧、面罩吸氧等。

(2)保持呼吸道通畅:通过雾化吸入、吸痰等措施,保持患儿呼吸道通畅,减少痰液阻塞引起的呼吸困难。

(3)腹胀的治疗:部分患儿可能因肺炎导致消化功能紊乱而出现腹胀。此时应调整饮食,给予易消化、少油腻的食物,必要时可使用促进胃肠蠕动的药物。

(4)肺炎合并心力衰竭的治疗:对于合并心力衰竭的患儿,应及时给予强心、利尿、扩血管等药物治疗,以纠正心力衰竭,改善心功能。

3.糖皮质激素的应用

在特定情况下,如重症肺炎、全身炎症反应综合征等,可能会考虑短期小剂量使用糖皮质激素以减轻炎症反应,但应严格掌握适应证和用药剂量,避免长期使用带来的副作用。

4.并存症和并发症的治疗

对于肺炎患儿可能存在的并存症和并发症,如营养不良、贫血、电解质紊乱等,应给予相应的治疗以改善患儿的整体状况。

(二)中医治疗

1.一般治疗

中医治疗儿科肺炎注重整体观念和辨证施治。在疾病初期,常采用清热解毒、宣肺止咳等方法;在疾病中后期,则注重养阴清热、润肺止咳等。具体治疗方案需根据患儿的具体病情和体质特点制定。

2.辨证论治

(1)常证

①风寒闭肺

治法:辛温宣肺,化痰止咳。

方药:常用三拗汤合止嗽散加减。药物包括麻黄、杏仁、甘草、桔梗、荆芥、紫菀、百部、白前、陈皮等。

②风热闭肺

治法:辛凉宣肺,清热化痰。

方药:常用银翘散合麻杏石甘汤加减。药物包括金银花、连翘、竹叶、荆芥、牛蒡子、薄荷、豆豉、桔梗、甘草、麻黄、杏仁、石膏、桑白皮、黄芩等。

③痰热闭肺

治法:清热涤痰,开肺定喘。

方药:常用五虎汤合葶苈大枣泻肺汤加减。药物包括麻黄、杏仁、甘草、生石膏、葶苈子、大枣、桑白皮、黄芩等。

④毒热闭肺

治法:清热解毒,泻肺开闭。

方药:常用黄连解毒汤合三拗汤加减。药物包括黄连、黄芩、黄柏、栀子、麻黄、杏仁、甘草、桔梗、桑白皮、金银花、连翘等。

⑤阴虚肺热

治法：养阴清肺，润肺止咳。

方药：常用沙参麦冬汤加减。药物包括沙参、麦冬、玉竹、天花粉、扁豆、桑叶、甘草等。

⑥肺脾气虚

治法：补肺健脾，益气化痰。

方药：常用人参五味子汤加减。药物包括人参、茯苓、白术、甘草、五味子、麦冬、杏仁、桔梗、陈皮、半夏等。

（2）变证

①心阳虚衰

治法：温补心阳，救逆固脱。

方药：常用参附龙牡救逆汤加减。药物包括人参、附子、龙骨、牡蛎、白芍、甘草等。

②邪陷厥阴

治法：平肝熄风，清心开窍。

方药：常用羚角钩藤汤合牛黄清心丸加减。药物包括羚羊角（用山羊角代替）、钩藤、桑叶、菊花、生地、白芍、贝母、竹茹、茯神、甘草、牛黄、朱砂、黄连等。

第五节　支气管哮喘

一、定义

支气管哮喘（简称哮喘）是一种常见的慢性炎症性气道疾病，其主要特征是气道出现反复发作的喘息、气急、胸闷或咳嗽等症状，这些症状常在夜间及凌晨发作或加重。哮喘的发病与遗传及环境等多种因素有关,是一种严重影响患儿生活质量及健康的呼吸道疾病。

二、病因病机

(一)西医病因病机

西医认为,哮喘的病因病机主要涉及遗传因素、环境因素、免疫因素等。

1. 遗传因素:哮喘具有明显的遗传倾向,家族中存在哮喘、荨麻疹等变态反应性疾病的患者,其子女患哮喘的风险较高。

2. 环境因素:包括各种变应原(如尘螨、花粉、动物皮屑等)、空气污染、气候变化、运动等,这些因素都可能触发哮喘的发作。

3. 免疫因素:气道慢性炎症被认为是哮喘的本质,无论病程长短、病情轻重,患者均存在气道慢性炎症改变。这种炎症导致气道高反应性的增加,使得气道对各种刺激物的反应异常敏感。

(二)中医病因病机

中医认为,哮喘的病因病机复杂多样,可能涉及痰湿内蕴、肺肾亏虚、外感风邪、饮食不节、情志失调等。

1. 痰湿内蕴:指体内湿气过重,导致痰液积聚,进而影响肺脏正常功能,出现咳嗽、喘息等症状。

2. 肺肾亏虚:由于先天禀赋不足或后天调养不当,导致肺肾精气亏损,无法宣发肃降和纳气归元,从而引起久哮不已的情况。

3. 外感风邪:指外界环境中的风邪侵袭人体,使肺失宣降而发生哮喘。

4. 饮食不节:可能导致脾胃运化失常,水谷之精微不能输布全身,反而酿生痰浊上犯于肺,进一步发展为哮喘。

5. 情志失调:会导致肝气郁结,久则化火,灼伤肺津,炼液成痰,痰随气逆,壅塞于肺,发为哮证。

三、临床表现

(一)西医症状

儿科支气管哮喘的西医症状主要表现为反复发作的喘息、气急、胸闷或咳嗽,这些症状常在夜间及凌晨加重或发作。具体症状包括:

1.喘息:是哮喘最典型的症状,表现为呼气性呼吸困难,伴有哮鸣音。在病情严重时,喘息声可能减弱甚至沉默,出现所谓的"沉默肺",这是需要特别注意的。

2.气急:患儿可能感到呼吸急促,无法完成正常的呼吸动作,尤其是在活动或情绪激动时更为明显。

3.胸闷:患儿可能感到胸部有压迫感或不适感,这种感觉在哮喘发作前或发作时尤为明显。

4.咳嗽:咳嗽是哮喘的常见症状,尤其在夜间和清晨加重。咳嗽可能伴有痰液,也可能为干咳。

此外,哮喘患儿还可能出现呼吸困难、口唇发绀、面色苍白、出冷汗等严重症状,这通常表明病情已经相当严重,需要立即就医。

(二)中医证型

中医将儿科支气管哮喘分为发作期和缓解期,并根据不同的证候进行辨证施治。

1.发作期

(1)寒性哮喘

证候:喘息急促,喉间哮鸣有声,痰白清稀,形寒肢冷,面色苍白。舌淡苔白,脉浮紧。此证型多因外感风寒,寒邪阻肺,肺气失宣所致。

(2)热性哮喘

证候:喘息气粗,喉间哮鸣声高,痰黄稠黏,面红唇赤,口渴烦躁。舌红苔黄,脉滑数。此证型多因外感风热,热邪犯肺,肺失清肃所致。

(3)外寒内热

证候:喘息哮鸣,痰稠色黄,难以咳出,兼有恶寒发热,无汗身痛,口渴烦躁。舌红苔黄腻,脉浮滑数。此证型多因外感风寒,内蕴痰热,表里同病所致。

(4)肺实肾虚

证候:喘息哮鸣持续不已,痰稠色黄,难以咳出,动则喘甚,面色苍白或晦暗,腰膝酸软。舌淡苔白腻,脉沉细。此证型多因肺实痰盛,肾虚不纳所致。

2.缓解期

(1)肺脾气虚

证候:喘息缓解,但仍有气短乏力,自汗,面色苍白,食欲不振,腹胀便溏。舌淡苔白,脉细弱。此证型多因肺脾两虚,气血不足所致。

(2)脾肾阳虚

证候:喘息缓解,但仍有形寒肢冷,腰膝酸软,夜尿频繁,面色苍白。舌淡苔白,脉沉细。此证型多因脾肾阳虚,温煦不足所致。

(3)肺肾阴虚

证候:喘息缓解,但仍有干咳少痰,潮热盗汗,五心烦热,面色潮红。舌红少苔,脉细数。此证型多因肺肾阴虚,虚火上炎所致。

四、诊断

中华医学会儿科分会呼吸学组在2008年对《儿童支气管哮喘诊断与防治指南》进行了修订。

1. 儿童哮喘诊断标准

(1)症状表现:儿童反复出现喘息、咳嗽、气促、胸闷,且与变应原接触、冷空气刺激、物理或化学刺激、呼吸道感染及运动等因素相关,夜间或清晨症状加剧。

(2)体征检查:发作时双肺可闻及呼气相为主的哮鸣音,呼气时间延长。

(3)治疗反应:抗哮喘治疗有效或症状能自行缓解。

(4)排除诊断:需排除其他病因引起的相似症状。

(5)辅助诊断(对于不典型病例):至少满足以下一项:

①支气管或运动激发试验阳性。

②存在可逆性气流受限的证据,如支气管舒张试验后FEV_1增加≥12%,或抗哮喘治疗后FEV_1增加≥12%。

③PEF每日变异率≥20%(连续监测1~2周)。

满足前四条或第四条加任意一条辅助诊断标准,即可确诊为哮喘。

2. 咳嗽变异型哮喘诊断标准

(1)咳嗽特征:持续咳嗽超过4周,夜间或清晨加剧,以干咳为主。

(2)无感染迹象:无临床感染表现,且抗生素治疗无效。

(3)治疗响应:抗哮喘药物诊断性治疗有效。

(4)排除其他病因:需排除其他慢性咳嗽的原因。

(5)辅助诊断:支气管激发试验阳性,或PEF每日变异率≥20%(连续监测1~2周)。

(6)家族史或过敏史:个人或一级、二级亲属有特应性疾病史,或变应原测试阳性。

确诊需满足前四条基本条件。

此外,虽然婴幼儿哮喘的诊断标准在历史上有所演变,但根据当前国际指南(如GINA方案)及多国儿童哮喘诊疗指南,哮喘可发生于任何年龄段,因此不再以年龄作为诊断依据。然而,不同年龄段的儿童在哮喘的诊断、鉴别、检查和治疗上仍存在差异,需予以特别关注。

五、治疗

(一)西医治疗

1. 治疗目标

西医治疗儿科支气管哮喘的主要目标是控制症状,防止病情恶化,维持正常的肺功能,保持患儿的活动能力,并避免药物不良反应。此外,治疗还旨在预防哮喘急性发作,减少急诊就医次数,并提高患儿的生活质量。

2. 治疗原则

(1)早期干预:一旦确诊为哮喘,应尽早开始治疗,以防止病情进一步恶化。

(2)个体化治疗:根据患儿的年龄、病情严重程度、过敏史等因素,制定个性化的治疗方案。

(3)综合治疗:结合药物治疗、环境控制、教育管理等多种手段,全面控制哮喘症状。

3. 治疗药物

(1)糖皮质激素:如吸入用布地奈德混悬液,是最有效的抗炎药物,适用于哮喘的急性发作和预防。

(2)白三烯受体拮抗剂:如孟鲁司特,具有轻度的支气管扩张作用,能减轻变应原或运动诱发的支气管痉挛。

(3)β_2受体激动剂:如沙丁胺醇、特布他林,能舒张支气管平滑肌,增加黏液纤毛的清除功能。

(4)茶碱类药物:具有强心、利尿和扩张冠脉的作用,还能兴奋呼吸中枢和呼吸肌,如氨茶碱、多索茶碱等是常用的平喘药物。

(5)抗胆碱药物:如异丙托溴铵,主要用于雾化治疗,以缓解哮喘症状。

(二)中医辨证论治

中医对儿科支气管哮喘的治疗强调辨证施治,根据患儿的具体证型和体质特点,采用相应的中药方剂、针灸、推拿等疗法。

1.发作期:根据寒性哮喘、热性哮喘、外寒内热等不同证型,采用温肺化痰、清肺涤痰、温肺平喘等治疗方法。例如,寒性哮喘可选用小青龙汤加减,热性哮喘可选用麻杏石甘汤加味。

2.缓解期:注重扶正固本,根据肺脾气虚、脾肾阳虚、肺肾阴虚等不同证型,采用补肺健脾、益肾纳气等治疗方法。如肺脾气虚可选用六君子汤加减,脾肾阳虚可选用金匮肾气丸加减。

中医治疗还包括针灸、推拿等非药物疗法,以调节患儿的气血运行和脏腑功能,达到缓解哮喘症状的目的。同时,中医也强调饮食调养和生活方式的调整,如避免食用可能诱发哮喘的食物,保持室内空气清新等,以辅助治疗哮喘。

第六节 儿科反复呼吸道感染

一、定义

儿科反复呼吸道感染是指儿童在一年内发生上呼吸道感染或下呼吸道感染的次数频繁,超过了一定范围的呼吸道感染。根据不同年龄段的儿童,其诊断标准有所不同。例如,对于2岁以内的婴幼儿,如果一年内上呼吸道感染超过7次,或下呼吸道感染超过3次,即可诊断为反复呼吸道感染。这种病症在儿科临床中较为常见,对儿童的健康成长产生一定影响。

二、病因病机

(一)西医病因病理

西医认为,儿科反复呼吸道感染的病因病理复杂多样,主要涉及以下几个方面:

1. 免疫系统发育不完善:儿童免疫系统相对成人较为脆弱,尤其是婴幼儿时期,免疫球蛋白等免疫物质分泌不足,导致抵抗外界病原体入侵的能力较弱。

2. 先天性因素:部分儿童可能存在先天性免疫缺陷或呼吸系统发育异常,如先天性肺发育不良、气管支气管软化等,这些都可能增加呼吸道感染的风险。

3. 营养不良:儿童营养不良或微量元素缺乏,如锌、硒、维生素A等,可能导致免疫功能下降,从而增加呼吸道感染的发生率。

4. 环境因素:空气污染、被动吸烟、家居环境潮湿、积灰、螨虫等环境因素都可能影响儿童的呼吸道健康,增加呼吸道感染的风险。

5. 护理不当:儿童穿着不当、保暖不足或过度保暖、饮食不合理等都可能导致其抵抗力下降,从而易患呼吸道感染。

6. 病原体感染:各种病毒、细菌、支原体等病原体是引起儿童呼吸道感染的主要原因。这些病原体可以通过空气、飞沫、接触等途径传播给儿童。

(二)中医病因病机

中医认为,儿科反复呼吸道感染的病因病机主要包括以下几个方面。

1. 禀赋不足,体质柔弱:儿童先天禀赋不足,体质柔弱,卫外不固,易受外邪侵袭而发病。这种体质上的虚弱是反复呼吸道感染的内在基础。

2. 喂养不当,调护失宜:母乳不足或人工喂养不当,换乳不慎,辅食添加不当,或儿童存在偏食、挑食等不良饮食习惯,都可能导致脾胃虚弱,运化失常,进而影响儿童的免疫力和抵抗力。

3. 少见风日,不耐风寒:儿童户外活动不足,少见风日,导致肌肤柔弱,卫外不固。一旦气候突变或冷热失常,儿童就容易外感风寒而发病。

4. 用药不当,损伤正气:儿童在患病时,如果用药不当或过度使用抗生素等药物,可能损伤正气,导致免疫功能下降,从而增加呼吸道感染的风险。

5. 正虚邪伏,遇感乃发:儿童在正气虚弱的情况下,即使外界病原体入侵的数量不多或毒力不强,也可能引发呼吸道感染。这是因为正气无法有效抵御外邪的入侵,导致邪伏体内,一旦遇到适宜的条件就会发病。

三、临床表现

(一)西医症状

1. 发热:感染时常见发热,体温39℃以上,伴畏寒、头痛等。

2. 咳嗽:咳嗽是呼吸道感染的主要症状,多为阵发性或持续性,有痰或无痰,咳嗽剧烈时可能影响睡眠。

3. 流涕、鼻塞:上呼吸道感染时,常出现流涕、鼻塞、打喷嚏等症状。

4. 咽部不适:咽痛、咽痒、咽部异物感等。

5.呼吸困难:下呼吸道感染时,可能出现呼吸急促、喘息、胸闷等症状。

6.其他症状:如食欲不振、乏力、精神萎靡等。

(二)中医证型

1.营卫失调,邪毒留恋

证候:儿童反复感冒,恶寒发热,汗出不解,或寒热往来,鼻塞流涕,咳嗽咽痒。舌淡红,苔薄白或微黄,脉浮缓或浮数。此证型多因营卫不和,外邪易侵,邪毒留恋不去所致。

2.肺脾两虚,气血不足

证候:儿童面色萎黄,神疲乏力,食欲不振,自汗盗汗,易感冒,咳嗽痰多。舌淡苔薄白,脉细弱。此证型多因肺脾气虚,气血不足,卫外不固,易感外邪。

3.肾虚骨弱,精血失充

证候:儿童生长发育迟缓,骨骼羸弱,腰膝酸软,头晕耳鸣,夜尿频繁,或遗尿。舌淡苔白,脉沉细。此证型多因肾气不足,精血失充,骨骼失养,卫外不固,易受外邪侵袭。

四、诊断

儿科反复呼吸道感染的诊断应综合考虑儿童的病史、临床表现、实验室检查及影像学检查等多方面因素。

1.病史询问:详细询问儿童的病史,包括感染次数、感染类型、治疗情况等,以了解病情反复的情况。

2.临床表现观察:观察儿童是否有发热、咳嗽、流涕、鼻塞等呼吸道感染症状,以及这些症状的出现频率和持续时间。

3.实验室检查:进行血常规、免疫球蛋白、微量元素等检测,以评估儿童的免疫功能和营养状况。

4.影像学检查:如X线胸片、CT等,可帮助诊断下呼吸道感染及并发症。

五、治疗

(一)西医治疗

西医治疗儿科反复呼吸道感染主要侧重于抗感染治疗、免疫调节治疗以及对症治疗。根据病原体类型选择合适的抗生素或抗病毒药物进行抗感染治疗;同时,使用免疫调节剂如免疫球蛋白、维生素A等增强儿童免疫力;对于发热、咳嗽等症状,给予相应的退热、止咳等对症治疗。

(二)中医辨证论治

1.营卫失和,邪毒留恋

治法:调和营卫,解毒祛邪。

方药:桂枝汤加减。桂枝、白芍、生姜、大枣、甘草为基础方,可根据病情加减。若邪毒较盛,加金银花、连翘清热解毒;若咳嗽明显,加杏仁、桔梗宣肺止咳。

2.肺脾两虚,气血不足

治法:健脾益肺,补气养血。

方药:玉屏风散合六君子汤加减。黄芪、白术、防风、党参、茯苓、甘草、陈皮、半夏、生姜、大枣为基础方。若食欲不振明显,加山楂、神曲消食开胃;若自汗盗汗严重,加牡蛎、浮小麦固表止汗。

3.肾虚骨弱,精血失充

治法:补肾壮骨,益精养血。

方药:补肾地黄丸加减。熟地黄、山茱萸、山药、茯苓、泽泻、牡丹皮、桂枝、附子为基础方。若生长发育迟缓明显,加鹿茸、紫河车补肾填精;若夜尿频繁或遗尿,加桑螵蛸、益智仁固肾缩尿。

第三章　消化系统疾病

第一节　小儿消化系统解剖及生理学特点

一、口腔

小儿口腔在出生时已具有较好的吸吮和吞咽功能,这是由于足月新生儿在出生时已有舌乳头、唇肌、咀嚼肌、两颊脂肪垫发育良好。然而,早产儿的这些功能可能相对较差。新生儿及婴幼儿的口腔黏膜薄嫩,血管丰富,唾液腺发育尚不完善,导致唾液分泌少,口腔黏膜易干燥,易受损伤和细菌感染。随着婴儿的成长,唾液分泌会逐渐增加,通常在3~4个月时开始增加,5~6个月时明显增多。由于婴儿不会及时吞咽所分泌的全部唾液,常会出现生理性流涎。此外,由于3个月以下小儿唾液中淀粉酶含量低,因此不宜喂淀粉类食物。

二、食管、胃

小儿的食管呈漏斗状,黏膜纤弱,腺体缺乏,弹力组织及肌层尚不发达。食管下端的贲门括约肌发育不成熟,控制能力差,因此常发生胃食管反流,这种现象通常在婴儿9个月时逐渐消失。小儿的胃呈水平位,贲门括约肌发育不成熟而幽门括约肌发育良好,且自主神经调节功能不完善,这导致婴儿在吸奶时容易同时吸入空气,从而引起溢乳和呕吐。胃的排空时间因食物种类而异,一般水为1.5~2h,母乳为2~3h,牛乳为3~4h。早产儿由于胃排空较慢,易发生胃潴留。胃容量随年龄增长而增大,出生时为30~60ml,1~3个月时达到90~150ml,1岁时为250~300ml。

三、肠

小儿的肠管相对较长,一般为身长的5~7倍,或为坐高的10倍,这使得肠道的分泌面及吸收面较大,有利于消化吸收。然而,由于肠系膜柔软而长,黏膜下组织松弛,尤其是结肠无明显结肠带与脂肪垂,因此升结肠与后壁固定差,易发生肠扭转和肠套叠。此外,小儿的肠壁薄,通透性高,屏障功能差,这使得肠内毒素、消化不全产物和过敏原等易经肠黏膜进入体内,引起全身感染和变态反应性疾病。

四、肝

小儿的肝脏相对较大,随着年龄的增长,肝脏的相对大小会逐渐减小。婴儿时期的肝脏结缔组织发育较差,但肝细胞再生能力强,不易发生肝硬化。然而,小儿的肝脏易受各种不利因素的影响,如缺氧、感染、药物中毒等,这些因素均可能导致肝细胞肿胀、脂肪浸润、变性坏死、纤维增生而肿大,从而影响其正常生理功能。此外,婴儿时期的胆汁分泌较少,对脂肪的消化和吸收功能较差。

五、胰腺

小儿的胰腺在出生时胰液分泌量少,但随着年龄的增长,胰液分泌量逐渐增加。胰酶的出现顺序为胰蛋白酶最先,而后是糜蛋白酶、羟基肽酶,最后是淀粉酶。1岁后,小儿的胰淀粉酶活性才逐渐接近成人水平。因此,在婴儿期不宜过早地喂淀粉类食物。此外,新生儿及幼婴的胰脂肪酸和胰蛋白酶的活性都较低,对脂肪和蛋白质的消化和吸收功能相对不完善。

六、肠道细菌

在母体内,胎儿的肠道是无菌的。出生后数小时,细菌即从空气、奶头、用具等经口、鼻、肛门入侵至肠道。一般情况下,胃内几乎无菌,十二指肠和上部小肠的细菌也较少,而结肠和直肠的细菌最多。肠道菌群受食物成分影响,单纯母乳喂养儿以双歧杆菌占绝对优势;人工喂养和混合喂养儿肠内的大肠杆菌、嗜酸杆菌、双歧杆菌及肠球菌比例几乎相等。正常肠道菌群对侵入肠道的致病菌有一定的拮抗作用,但当消化功能紊乱时,肠道细菌大量繁殖可进入小肠甚至胃内而致病。

七、健康小儿粪便

由于小儿大脑皮层功能发育不完善,进食时常引起胃-结肠反射,产生便意,因此排便次数多于成人,每日1～7次。大便的颜色和密度亦存在个体差异。

(一)人乳喂养儿的粪便

1.颜色:婴幼儿刚出生的时候,粪便由婴幼儿肠道分泌物、胆汁及咽下的羊水等组成,呈墨绿色,一般2～3d可以排完,之后经过母乳喂养的婴幼儿的粪便一般呈金黄色或黄色,有的会呈现出淡黄色。

2.气味:母乳喂养婴幼儿的粪便闻起来有酸酸的味道,但是没有臭味,可能还会出现一些气泡,均属于正常的情况。

3.性状:母乳的营养物质丰富,其中含有能够促进肠胃蠕动的低聚糖,并且婴幼儿的胃处于水平状态,进食之后很快便会排出体外,所以婴幼儿的大便一般比较黏稠,偶尔也会比较稀。

4.次数:母乳喂养的婴幼儿一般每天排便3~5次,属于正常的情况。但是随着婴幼儿长大,大便次数也会逐渐减少,排便次数慢慢地减少到一天1~2次。

(二)人工喂养儿的粪便

1.颜色:粪便颜色为淡黄色,与母乳喂养儿的金黄色有所区别。

2.气味:相较于母乳喂养儿,人工喂养儿的粪便气味较臭。

3.性状:人工喂养儿的粪便较干厚,与母乳喂养儿的黏稠状有所不同。

4.次数:每日排便次数通常为1~2次,相较于母乳喂养儿较少。

(三)混合喂养儿的粪便

1.颜色:大便的颜色会略微较深,呈现暗褐色。

2.气味:混合喂养儿的粪便气味会比较臭,与母乳喂养儿相比更为明显。

3.性状:大便会出现黏稠的情况。

4.次数:排便次数和性状可能因混合喂养的比例和婴儿个体差异而有所不同。

第二节 儿科口腔炎

一、定义

口腔炎是指口腔黏膜的炎症,是儿科常见的一种口腔疾病。口腔黏膜的炎症可以单独发生,也可继发于全身疾病,如急性感染、腹泻、营养不良、久病体弱和维生素B、C缺乏等。口腔炎可影响儿童的进食、说话及口腔健康,严重时还可能引起全身感染。

口疮和雪口是口腔炎的两种常见类型。

(一)口疮

又称"口疡",是指口舌浅表溃烂的一种病证。可见于任何年龄的小儿,但以婴幼儿发病较多。现代医学认为,人体口腔内存在着许多致病菌和非致病菌。在健康情况下它们和人体保持着相对平衡,不会引起疾病,一旦人体抵抗力减弱,就可发生口腔局部炎症、溃疡。

(二)雪口

又称急性假膜型念珠球菌口炎,是一种由念珠球菌感染所引起的口腔黏膜疾病,因为发病时,有散在的色如白雪的柔软小斑点或斑片,大概如针头大小一般,故常被称为雪口病。雪口病可发生于任何年龄的人,但相对来说新生儿最为多见,因此也被常称为新生儿鹅口疮。

二、病因和病机

(一)西医病因病机

1.感染因素:口腔炎的主要病因是感染,包括病毒、真菌、细菌等。常见的病毒感染如单纯疱疹病毒、柯萨奇A组病毒、EV71病毒等可引起疱疹性口腔炎;真菌感染如白色念珠菌可引起鹅口疮(雪口病);细菌感染如链球菌、金黄色葡萄球菌、肺炎双球菌等可引起溃疡性口腔炎。

2.全身疾病:口腔炎可继发于全身疾病,如急性感染、腹泻、营养不良、久病体弱和维生素B、C缺乏等。这些疾病导致机体抵抗力下降,使得口腔内的致病菌得以繁殖并引发炎症。

3.口腔不卫生:不注意食具及口腔卫生或各种疾病导致机体抵抗力下降等因素均可导致口炎的发生。

(二)中医病因病机

1.心脾积热:中医认为,口腔炎的形成与心脾积热有关。心脾两经内热炽盛,火热上炎,熏蒸口舌,导致口腔黏膜出现红肿、糜烂、溃疡等症状。这种情况多由于小儿饮食不节,过食肥甘辛辣煎炸之品,或饮食无度,贪食无厌,致心脾蕴热,火热上炎所致。

2.虚火上炎:虚火上炎也是中医认为的口腔炎病因之一。这多由于小儿素体阴虚,或久病伤阴,导致阴液不足,水不制火,虚火上炎,熏蒸口舌而发病。虚火上炎所致的口腔炎多表现为口腔黏膜干燥、溃疡、疼痛等症状,且病程较长,易反复发作。

三、临床表现

(一)西医症状

口腔炎的西医症状主要表现为口腔黏膜的炎症和溃疡。具体症状包括:

1.口腔黏膜充血:口腔内黏膜出现明显的充血现象,颜色鲜红,可能伴有肿胀。

2.溃疡形成:在充血的黏膜上,可能出现大小不一的溃疡,这些溃疡可能单个存在,也可能多个同时出现,溃疡表面可能覆盖有黄白色假膜。

3.疼痛:口腔溃疡会引起明显的疼痛,尤其是进食时,疼痛可能加剧,导致患儿拒食或流涎。

4.发热:部分口腔炎患儿可能伴有发热症状,体温可能升高至38℃以上。

5.其他症状:根据口腔炎的类型和严重程度,还可能出现淋巴结肿大、烦躁不安、食欲减退等症状。

（二）中医证型

1. 心脾积热

证候：口腔内溃疡较多，溃疡面较大，疼痛剧烈，伴有口臭、流涎、烦躁不安、小便短黄、大便秘结等症状。患儿舌质红，苔黄厚或黄腻，脉滑数或弦数。此证型多见于急性口腔炎，病情较重，发展较快。

2. 虚火上炎

证候：口腔溃疡反复发作，溃疡面较小，疼痛较轻，但迁延不愈。患儿常伴有口干咽燥、手足心热、盗汗、食欲不振、大便干燥等症状。舌质红，苔少或无苔，脉细数。此证型多见于慢性口腔炎，病情较轻，但病程较长，易反复发作。

四、诊断

口腔炎的诊断主要依据患儿的临床症状和口腔黏膜的病变表现。具体诊断步骤包括：

1. 询问病史：了解患儿的饮食习惯、口腔卫生情况和近期是否有发热、感冒等病史。

2. 观察症状：检查患儿的口腔黏膜，观察是否有充血、溃疡、假膜等症状，以及疼痛、流涎、拒食等伴随症状。

3. 体温测量：测量患儿的体温，判断是否伴有发热症状。

4. 实验室检查：必要时可进行血常规、血生化等实验室检查，以辅助诊断并了解病情严重程度。

结合西医症状和中医证型，医生可以综合判断患儿的口腔炎类型和病情严重程度，从而制定合适的治疗方案。

五、治疗

(一)西医治疗

1. 保持口腔清洁：使用生理盐水或复方硼砂溶液漱口，保持口腔清洁，减少细菌滋生。

2. 局部用药：对于口腔溃疡，可使用口腔溃疡散、西瓜霜喷剂等局部涂抹，以促进溃疡愈合。

3. 抗感染治疗：若口腔炎由细菌感染引起，可使用抗生素进行治疗，如青霉素、头孢菌素等。对于真菌感染，如鹅口疮，可使用制霉菌素等抗真菌药物。

4. 全身支持治疗：对于病情较重、全身状况较差的患儿，可给予全身支持治疗，如补充维生素B、C等营养物质，增强机体抵抗力。

(二)中医治疗

1. 辨证要点

中医治疗口腔炎的辨证要点主要包括观察患儿的口腔黏膜病变情况、全身症状以及舌象、脉象等。通过综合分析，判断患儿属于心脾积热型还是虚火上炎型。

2. 辨证论治

(1)心脾积热

治法：清热泻火，解毒消肿。

方药：常用方剂如凉膈散、导赤散合清胃汤加减。具体药物包括黄芩、黄连、栀子、连翘、竹叶、薄荷、生大黄、生地黄、丹皮、木通等。这些药物具有清热泻火、解毒消肿的功效，适用于心脾积热型口腔炎。

(2)虚火上炎

治法：滋阴降火，清热生津。

方药：常用方剂如知柏地黄丸加减。具体药物包括知母、黄柏、生地黄、山茱萸、茯苓、山药、泽泻、丹皮等。这些药物具有滋阴降火、清热生津的功效，适用于虚火上炎型口腔炎。

第三节 小儿腹泻

一、定义

小儿腹泻，中医病名为小儿泄泻，是以大便次数增多、粪质稀薄或如水样为特征的一种小儿常见病。西医称泄泻为腹泻，发于婴幼儿者称婴幼儿腹泻。本病以2岁以下的小儿最为多见，一年四季均可发生，但以夏秋季节发病率为高。

二、病因和病机

（一）西医病因病机

1.感染因素

（1）病毒感染：是引起小儿腹泻的主要病原，其中，轮状病毒是儿童秋冬季腹泻常见的病原，多见于6个月至2岁的婴幼儿。此外，还有诺沃克病毒、星状病毒、柯萨奇病毒、埃可病毒、肠道腺病毒等也可引起腹泻。

（2）细菌感染：常见的细菌有致病性大肠杆菌、产毒性大肠杆菌、侵袭性大肠杆菌、出血性大肠杆菌、空肠弯曲菌、沙门菌属（特别是鼠伤寒杆菌）、耶尔森肠炎杆菌等。长期应用广谱抗生素还可引起肠道菌群失调，诱发白色念珠菌、金葡菌、难辨梭状芽孢杆菌等肠炎。

（3）真菌及寄生虫感染：如念珠菌、曲菌、毛霉菌等真菌，以及蓝氏贾第鞭毛虫、阿米巴原虫和隐孢子虫等寄生虫,也可引起小儿腹泻。

2.非感染性因素

(1)饮食因素:喂养不当是引起腹泻的原因之一。如喂养不定时、饮食量不当、突然改变食物品种,或过早喂给大量淀粉或脂肪类食品,均可引起腹泻。此外,个别婴儿对牛奶或某些食物不能耐受,喂后可发生腹泻。

(2)过敏因素:对牛奶或某些食物过敏可引起过敏性腹泻。

(3)气候因素:气候突然变化、腹部受凉使肠蠕动增加,或天气过热消化液分泌减少,均可诱发腹泻。

(4)肠道外感染:如患中耳炎、上呼吸道感染、肺炎、肾盂肾炎、皮肤感染以及其他急性传染病时,可伴有腹泻。其发生机理可能是由于肠道外感染的病原体同时感染肠道,或由于发热及病原体毒素作用使消化功能紊乱所致。

(二)中医病因病机

1.脾胃虚弱:小儿脾胃薄弱,运化功能不足,若感受外邪或乳食不当,易致宿食停滞,损伤脾胃阳气,脾虚则运化失司,胃弱则不能腐熟水谷,中阳之气下陷而为泄泻。

2.脾肾阳虚:脾虚致泻者,一般先耗脾气,继伤脾阳,日久则脾损及肾,造成脾肾阳虚。肾阳不足,火不暖土,阴寒内盛,水谷不化,并走肠间,而致澄彻清冷、洞泄而下的脾肾阳虚泻。

3.乳食积滞:小儿乳食过量或不耐受,导致脾胃运化失常,食物停滞于胃肠而引起腹泻。

4.外感风寒、暑湿:外感风寒会引起肠胃不适,使脾胃运化失常,进而导致腹泻的发生。外感暑湿时邪,侵袭肠胃,易损伤脾胃,致运化失司,水谷不分,而发生泄泻。

三、临床表现

(一)西医症状

1.胃肠道症状

(1)腹泻:表现为大便次数增多,每日可达数次至10余次,甚至更多。大便性状改变,可为稀便、水样便、黏液便或脓血便,有时伴有未消化的食物残渣或奶瓣。

(2)腹痛:部分患儿可出现腹痛症状,表现为阵发性哭闹或腹部不适,疼痛部位多位于脐周或下腹部。

(3)呕吐:部分患儿可伴有呕吐,呕吐物多为胃内容物,严重时可呕吐胆汁或咖啡样物。

2.全身中毒症状

(1)发热:部分患儿可出现发热症状,多为低热或中等热,少数可出现高热。

(2)精神萎靡:患儿精神不振,反应迟钝,严重时可出现嗜睡或昏迷。

(3)食欲不振:患儿食欲减退,甚至拒食,导致营养不良和体重下降。

2.水、电解质及酸碱平衡紊乱表现

(1)脱水:是小儿腹泻最常见的并发症。根据脱水程度可分为轻度、中度和重度。轻度脱水时,患儿精神稍差,略有烦躁不安;中度脱水时,患儿精神萎靡或烦躁不安,皮肤苍白、干燥、弹性差,眼窝和前囟明显凹陷,哭时泪少,尿量明显减少;重度脱水时,患儿精神极度萎靡,表情淡漠,昏睡甚至昏迷,皮肤极度干燥,弹性极差,眼窝和前囟深陷,哭时无泪,尿量极少或无尿。

(2)代谢性酸中毒:由于腹泻丢失大量碱性物质,加上进食少、脂肪分解多等因素,可导致体内酸性物质增多,引起代谢性酸中毒。患儿可出现呼吸深快、口唇樱红色、精神萎靡等症状。

(3)低钾血症和低镁血症:腹泻时大量钾离子和镁离子随粪便排出,加之呕吐、进食少等因素,可导致低钾血症和低镁血症。患儿可出现肌肉无力、腹胀、心律失常等症状。

(二)中医证型

1.常证

(1)风寒泻

证候:大便清稀,夹有泡沫,臭气不甚,或伴有腹痛,恶寒发热,鼻流清涕,咳嗽。舌淡,苔薄白,脉浮紧,指纹淡红。此证型多见于腹泻初期,由外感风寒所致。

(2)湿热泻

证候:大便水样,或如蛋花样,泻下急迫,量多次频,气味秽臭,或见少许黏液,腹痛时作,食欲不振,或伴呕恶,神疲乏力,或发热烦闹,口渴,小便短黄。舌红,苔黄腻,脉滑数,指纹紫。此证型多见于夏季腹泻,由湿热之邪侵袭肠胃所致。

(3)伤食泻

证候:大便稀溏,夹有乳凝块或食物残渣,气味酸臭,或如败卵,脘腹胀满,便前腹痛,泻后痛减,腹痛拒按,嗳气酸馊,或有呕吐,不思乳食,夜卧不安。舌苔厚腻,或微黄,脉滑实,指纹滞。此证型多见于饮食不节、乳食积滞所致的腹泻。

(4)脾虚泻

证候:大便稀溏,色淡不臭,多于食后作泻,时轻时重,面色萎黄,形体消瘦,神疲倦怠。舌淡苔白,脉缓弱,指纹淡。此证型多见于腹泻迁延不愈、脾胃虚弱所致的腹泻。

(5)脾肾阳虚泻

证候:久泻不止,大便清稀,澄彻清冷,完谷不化,或见脱肛,形寒肢冷,面色㿠白,精神萎靡。舌淡苔白,脉细弱,指纹色淡。此证型多见于腹泻日久、脾肾阳虚所致的腹泻。

2.变证

(1)气阴两伤

证候:泻下过度,质稀如水,精神萎软或心烦不安,目眶及前囟凹陷,皮肤干燥或枯黄,啼哭无泪,口渴引饮,小便短少,甚至无尿,唇红而干,舌红少津,苔少或无苔,脉细数。此证型多见于腹泻严重、气阴两虚所致的脱水症状。

(2)阴竭阳脱

证候:泻下不止,次频量多,精神萎靡,面色青灰或苍白,四肢厥冷,脉细欲绝,甚或昏迷。此证型多见于腹泻极期、阴液耗竭、阳气欲脱的危重症候。

四、诊断

(一)西医诊断

1.病史询问:了解患儿的腹泻起病时间、大便性状、次数、伴随症状以及饮食、生活习惯等,以判断腹泻的类型和可能的原因。

2.体格检查:观察患儿的精神状态、面色、皮肤弹性、前囟和眼窝是否凹陷、腹部有无胀满或压痛等,以评估脱水的程度和性质。

3.实验室检查:进行血常规、大便常规、电解质、血气分析等检查,以明确腹泻的病因、判断病情的严重程度以及是否存在水、电解质紊乱和酸碱失衡等。

(二)中医诊断

中医诊断小儿腹泻主要依据患儿的证候表现,包括大便的性状、次数、伴随症状以及舌象、脉象等,进行辨证分型。

五、治疗

(一)西医治疗

1. 调整饮食:根据患儿的腹泻类型和病情严重程度,合理调整饮食。对于轻型腹泻,可继续母乳喂养或给予易消化的辅食;对于重型腹泻,应暂停辅食,以母乳或腹泻奶粉为主,待病情好转后再逐渐恢复正常饮食。

2. 控制感染:对于由细菌或病毒感染引起的腹泻,应根据病原体选择合适的抗生素或抗病毒药物进行治疗。同时,注意避免滥用抗生素,以免加重肠道菌群失调。

3. 纠正水、电解质紊乱及酸碱失衡:根据患儿的脱水程度、电解质和酸碱平衡情况,给予口服补液盐或静脉补液治疗。对于重度脱水或伴有酸碱失衡的患儿,应及时进行静脉补液和纠正酸碱失衡。

4. 肠黏膜保护剂的应用:可给予蒙脱石散等肠黏膜保护剂,以吸附肠道内的病原体和毒素,保护肠黏膜,促进肠道恢复。

5. 对症治疗:针对患儿的腹痛、发热、呕吐等伴随症状,给予相应的对症治疗药物,以缓解症状。

(二)中医治疗

1. 辨证要点

(1)辨寒热:观察大便的性状、颜色以及伴随症状,以判断腹泻的寒热性质。

(2)辨虚实:根据患儿的体质、病程以及腹泻的轻重缓急,判断腹泻的虚实情况。

(3)辨脏腑:分析腹泻与哪些脏腑功能失调有关,以便针对性地进行治疗。

2.治疗原则

(1)以运脾化湿为主,兼顾寒热虚实。

(2)注重调理脾胃功能,促进肠道恢复。

(3)根据病情轻重缓急,选择合适的治疗方法和药物。

3.辨证论治

(1)常证

①风寒泻

治法:疏风散寒,化湿止泻。

方药:藿香正气散加减。藿香、苏叶、白芷等疏风散寒;茯苓、白术、陈皮等化湿止泻。

②湿热泻

治法:清肠解热,化湿止泻。

方药:葛根芩连汤加减。葛根、黄芩、黄连等清肠解热;茯苓、白术、甘草等化湿止泻。

③脾虚泻

治法:健脾益气,化湿止泻。

方药:参苓白术散加减。党参、茯苓、白术等健脾益气;山药、扁豆、莲子等化湿止泻。

④脾肾阳虚泻

治法:温补脾肾,固涩止泻。

方药:附子理中汤合四神丸加减。附子、干姜等温补脾肾;党参、白术等健脾益气;肉豆蔻、五味子等固涩止泻。

⑤伤食泻

治法:消食导滞,和中止泻。

方药:保和丸加减。山楂、神曲、莱菔子等消食导滞;陈皮、半夏等和中止泻。

(2)变证

①气阴两伤

治法:益气养阴,生津止泻。

方药:人参乌梅汤加减。人参、麦冬、五味子等益气养阴;乌梅、甘草等生津止泻。

②阴竭阳脱

治法:回阳救逆,益气固脱。

方药:生脉散合参附汤加减。人参、附子等回阳救逆;麦冬、五味子等益气固脱。

第四章 循环系统疾病

第一节 小儿循环系统解剖及生理学特点

一、心脏的胚胎发育

胚胎心脏发育始于第二周,初为一直管道,由收缩环分隔为心房、心室和心球。随遗传基因指引,心管逐渐扭曲,形成静脉窦、共同心室、共同心房、心球及动脉总干。心室快速扩展,导致心脏前端聚集了心球、静脉窦和动脉总干,流入流出孔道并列,四组瓣膜环构成纤维支架。

至第四周,心房心室共腔,房室划分始于交界处的背腹面心内膜垫融合。心房左右分隔始于第三周末,通过镰状隔(第一房间隔)和随后形成的第二房间隔实现,两者间留有的卵圆孔允许血液从右至左流动。若心内膜垫与第一房间隔结合不全,则形成房隔第一孔缺损;若第一房间隔吸收过多或第二房间隔发育不良,则导致第二孔缺损,后者在临床上更为常见。

心室间隔由三部分构成:原始心室底壁向上的肌隔、心内膜垫向下的延伸与肌隔融合形成的膜部,以及动脉总干分化时中隔的延伸。若肌部发育不良,则出现室间隔低位缺损;若膜部未形成,则导致高位缺损。

心脏在第四周开始发挥循环功能,第八周时房室中隔完全形成,心脏具备四腔结构。动脉总干分隔为主动脉和肺动脉,分别连接左心室和右心室。若纵隔发育障碍,可能导致主动脉骑跨、肺动脉狭窄或大血管错位等畸形。

心脏胚胎发育的关键期为2~8周,此期间易受物理、化学和生物因素影响,导致心血管发育畸形。

二、胎儿血液循环和出生后的改变

(一)正常胎儿血液循环

胎儿因缺乏有效呼吸,肺循环血量有限,且卵圆孔与动脉导管保持开放,故其循环系统与成人有显著差异,左右心室几乎均通过主动脉向全身供血。胎儿的营养与气体交换依赖于脐血管和胎盘间的弥散作用。富含氧气的动脉血经脐静脉进入胎儿体内,在肝脏下方分为两路:一路汇入门静脉,经肝静脉进入下腔静脉;另一路则直接通过静脉导管进入下腔静脉,与来自下半身的静脉血混合后流入右心房。

右心房内的血液(主要为动脉血)大部分通过卵圆孔进入左心房,再经左心室泵入升主动脉,为心脏、大脑和上肢提供养分;小部分则留在右心室。同时,上腔静脉带来的上半身静脉血也汇入右心房,其中大部分直接进入右心室,再流入肺动脉。但由于胎儿肺部无呼吸功能,肺血管阻力较大,肺动脉内的血液流量有限,大部分右心室血液通过动脉导管流入降主动脉,与升主动脉的血液汇合后,为腹腔器官和下肢供血。最终,这些血液经脐动脉返回胎盘,完成营养与气体的再次交换。因此,胎儿期脑、心、肝及上肢的血液含氧量显著高于下半身。

(二)出生后血液循环的改变

出生后,脐血管被剪断并结扎,胎盘血液循环终止。随着呼吸的建立,肺脏开始执行气体交换功能。肺泡的扩张导致肺小动脉管壁肌层退化,管壁变薄并扩张,进而降低肺循环压力。因此,右心室流入肺部的血液量增加,相应地,回流至左心房的血液也增多,从而提升左心房压力。当左心房压力超越右心房时,卵圆孔瓣膜功能性关闭。通常在出生后5~7个月内,卵圆孔在解剖层面上大多实现闭合,尽管有15%~20%的人群可能保留卵圆孔,但不存在左向右的分流现象。

同时,由于肺循环压力的下降和体循环压力的上升,动脉导管内的血流逐渐减少直至停止,形成功能性关闭。此外,自主呼吸提高了动脉血中的氧含量,这刺激了动脉导管壁平滑肌的收缩,导致导管逐渐闭塞。在出生后3~4个月内,80%的婴儿动脉导管实现解剖上的闭合,而到1岁时,这一比例达到95%。

第二节 常见先天性心脏病

一、房间隔缺损

(一)定义

房间隔缺损(Atrial Septal Defect, ASD)是一种常见的先天性心脏病,指原始房间隔在胚胎发育过程中出现异常,导致左、右心房之间遗留孔隙,使得血液能够从左心房流向右心房,增加了流经肺部的血液量。

(二)病因和病机

房间隔缺损的病因主要与胚胎发育过程中房间隔的发育、吸收和融合异常有关。在胚胎发育的第四周,心房由从其后上壁发出并向心内膜垫方向生长的原始房间隔分为左、右心房。随着心内膜垫的生长并逐渐与原始房间隔下缘接触、融合,最后应关闭两者之间残留的间隙(原发孔)。然而,若在此过程中出现异常,如心内膜垫未能与第一房间隔完全结合,或第一房间隔上部吸收过多、继发孔过大等,均可能导致房间隔缺损的形成。

(三)临床表现

房间隔缺损的临床表现多样,主要取决于患者的年龄和缺损的大小。常见症状包括:

1.劳力性呼吸困难:由于血液分流导致肺部血液量增加,患者在体力活动时可能出现呼吸困难。

2.乏力:长期血液分流可能导致心脏负担加重,患者出现乏力症状。

3.心悸:患者可能感到心跳异常或加速。

4.易患呼吸道感染:房间隔缺损可能导致免疫力下降,使患者更易于受到细菌和病毒的感染。

5.生长发育迟缓:在儿童患者中,房间隔缺损可能影响到身体的正常发育,导致发育迟缓和体格瘦小。

(四)诊断

房间隔缺损的诊断通常基于患者的临床表现、体格检查、心电图检查、超声心动图检查以及心导管检查等。其中,超声心动图检查是诊断房间隔缺损的重要方法,可以明确房间隔缺损的位置、大小以及心房水平分流的方向和速度等。

(五)治疗

1.药物治疗:虽然药物不能直接修复房间隔的缺损,但可以缓解房间隔缺损的伴随症状,如心力衰竭等。常用药物包括β受体阻滞剂、抗凝血剂等。

2.介入治疗：部分患者可以通过介入治疗来进行房间隔缺损的封堵。介入治疗具有创伤小、恢复快等优点，适用于未合并其他心脏畸形的患者。

3.手术治疗：对于缺损较大或已引起严重并发症的患者，可能需要通过手术治疗来修复房间隔缺损。手术方法包括开胸手术和微创手术等。

二、室间隔缺损

(一)定义

室间隔缺损(Ventricular Septal Defect, VSD)，作为最常见的先天性心脏病，约占我国先天性心脏病患者的50%，其成因源于胚胎期室间隔的发育不全。约有40%的室间隔缺损患者会合并其他先天性心血管畸形。该病症种类繁多，主要依据缺损在室间隔的位置及其与房室瓣、主动脉瓣的关系进行分类。其中，膜周部缺损最为常见，占比高达60%~70%，位于主动脉下方，由膜部向流入道、流出道或小梁肌部等相邻区域延伸。肌部缺损则占20%~30%，进一步细分为窦部肌肉缺损、漏斗隔肌肉缺损及肌部小梁部缺损。

室间隔缺损的病理生理影响主要取决于缺损大小及肺血管阻力所控制的分流量与分流方向。在室间隔缺损存在的情况下，左心房血液进入左心室后，一部分按正常路径(左心室→主动脉→体循环)进行有效循环，而另一部分则通过室间隔缺损流入右心室，再进入肺动脉进行肺循环，形成无效循环。这导致肺循环血流量超过体循环，两者之间的差异即为分流量，其大小受缺损面积、心室间压差及肺小动脉阻力的影响。

根据缺损的大小，室间隔缺损可分为三种类型：

1. 小型室间隔缺损（Roger病）：缺损直径小于5mm，由于缺损小，心室水平左向右分流量少，对血流动力学影响轻微，患者可能无症状。

2. 中型室间隔缺损：缺损直径在5～10mm之间。缺损较大，分流量增多，肺循环血流量可达体循环的1.5～3.0倍。然而，由于肺血管床具有丰富的后备容血量，肺动脉收缩压和肺血管阻力在较长时间内可能不升高。

3. 大型室间隔缺损：缺损直径超过10mm。缺损巨大，血液在两心室间自由流动，形成非限制性室间隔缺损。大量左向右分流量导致肺循环血流量剧增，一旦超过肺血管床的容量限制，将引发容量性肺动脉高压，进而肺小动脉痉挛、增厚、管腔狭窄。随着肺血管病变的进展，逐渐转变为不可逆的阻力性肺动脉高压。当右心室收缩压超过左心室时，左向右分流可能逆转为双向分流或右向左分流，患者出现发绀，即艾森门格（Eisenmenger）综合征。

(二)临床表现

临床表现与室间隔缺损的大小及心室间压差紧密相关。小型缺损往往无症状，患者的日常活动不受限，生长发育也正常。仅在体格检查时，可于胸骨左缘第三、四肋间闻及响亮的全收缩期杂音，并伴有震颤，而肺动脉第二心音可能正常或略有增强。

当缺损较大时，左向右分流量增加，导致体循环血流量相对减少。患儿可能出现生长迟缓、体重不增、消瘦、喂养困难等症状。活动后，他们可能感到乏力、气短、多汗，并容易反复患呼吸道感染，甚至可能发展为充血性心力衰竭。有时，扩张的肺动脉可能压迫喉返神经，导致声音嘶哑。此时，心脏搏动增强，胸骨左缘第三、四肋间可闻及3～4级粗糙的全收缩期杂音，该杂音可向四周广泛传导，并可触及收缩期震颤。若分流量大，心尖区还可能闻及二尖瓣相对狭窄的柔和舒张中期杂音。

对于大型缺损,特别是伴有明显肺动脉高压的情况(多见于儿童或青少年期),右心室压力会显著升高,导致血流逆转为右向左分流,从而出现青紫症状,并逐渐加重。此时,心脏杂音可能较轻,但肺动脉第二心音会显著亢进。若继发漏斗部肥厚,肺动脉第二心音则可能降低。

室间隔缺损还容易并发支气管炎、充血性心力衰竭、肺水肿及感染性心内膜炎等并发症。值得注意的是,20%~50%的膜周部和肌部小梁部缺损在5岁以内有自然闭合的可能性,但大多数闭合发生在1岁以内。而肺动脉下或双动脉下的漏斗隔缺损则很少能自然闭合,且易发生主动脉脱垂导致主动脉瓣关闭不全,因此应早期处理。

(三)治疗

室间隔缺损存在自然闭合的可能性,对于中小型缺损,可选择在门诊随访至学龄前期。若患者出现临床症状,如反复呼吸道感染或充血性心力衰竭,可采取抗感染、强心、利尿、扩血管等内科治疗措施。对于大中型缺损,以及难以控制的充血性心力衰竭患者,当肺动脉压力持续升高至体循环压的一半以上,或肺循环与体循环血流量之比超过2:1时,应及时进行手术处理。此外,年长的儿童若合并主动脉瓣脱垂或反流等情况,也应考虑手术治疗。

三、肺动脉导管未闭

(一)定义

肺动脉导管未闭,实际上是指动脉导管未闭(Patent Ductus Arteriosus,PDA),是一种先天性心脏病。动脉导管是胎儿时期肺动脉与主动脉之间的正常血流通道,用于血液分流,以满足胎儿时期的特殊循环需求。当胎儿出生后,随着肺部的膨胀和气体交换功能的建立,这一通道通常会逐渐关闭。若出生后动脉导管持续未闭,则称为动脉导管未闭。

(二)病因和病机

动脉导管未闭的具体病因尚不完全明确,但可能与多种因素有关,包括遗传因素、孕妇怀孕时期的环境因素(如接触致畸药物、放射线等)以及感染、糖尿病等。这些因素可能在胎儿心脏发育过程中干扰了动脉导管的正常闭合机制,导致出生后动脉导管持续开放。

(三)临床表现

1.症状

(1)婴幼儿时期:可能出现咳嗽、呼吸急促、生长发育落后等症状。随着病情的进展,患者还可能出现乏力、多汗、体重不增、易患呼吸道感染等表现。严重的情况下,还可能出现心力衰竭的症状,如呼吸困难、心悸、胸闷等。

(2)儿童及成人期:症状可能随年龄增长而变化,部分患者可能无明显症状,仅在体检时发现心脏杂音。然而,也有部分患者可能出现劳累后心悸、气急、乏力等症状,甚至可能出现艾森门格综合征(由于长期肺动脉高压导致的右向左分流,出现青紫等症状)。

2.体征

(1)心脏杂音:是动脉导管未闭最常见的体征。杂音通常位于胸骨左缘第二肋间,为连续性机械性杂音,响亮且粗糙。

(2)水冲脉和股动脉枪击音:由于动脉导管未闭导致的血液分流,使得脉压差增大,从而在桡动脉和股动脉处可闻及水冲脉和股动脉枪击音。

(3)发绀:在严重的情况下,如艾森门格综合征时,患者可能出现发绀症状,即皮肤和黏膜呈现紫色或蓝色。

(四)治疗

动脉导管未闭的治疗主要包括药物治疗、介入治疗和手术治疗。

1. 药物治疗:对于症状较轻、分流量较小的患者,可采用药物治疗以缓解症状、控制病情。但需要注意的是,药物治疗并不能根治动脉导管未闭。

2. 介入治疗:目前最常用的治疗方法之一。通过经皮动脉导管未闭封堵术,使用封堵材料将未闭的动脉导管封堵掉,以达到根治的目的。该方法创伤小、效果好、恢复快、并发症少。

3. 手术治疗:对于不适合介入治疗的患者,或介入治疗失败的患者,可考虑采用手术治疗。手术方法包括开胸手术和胸腔镜手术等,具体选择需根据患者的具体情况而定。

四、肺动脉瓣狭窄

(一)定义

肺动脉瓣狭窄(Pulmonary Stenosis,PS)是一种先天性心脏病,指由于肺动脉瓣或其周围结构发育异常,导致右心室向肺动脉射血时血流受阻,肺动脉瓣开放受限,进而引起右心室肥厚及肺动脉压力增高的心脏疾病。

根据病变累及的部位不同,肺动脉瓣狭窄可以分为以下两种类型:

1. 典型肺动脉瓣狭窄:病变主要局限于肺动脉瓣本身,瓣叶增厚、粘连或畸形,导致瓣膜开放受限。

2. 发育不良型肺动脉瓣狭窄:除了肺动脉瓣本身的病变外,还可能伴有右心室流出道(漏斗部)或肺动脉干及其分支的发育不良或狭窄。

(二)病因和病机

肺动脉瓣狭窄的病因主要包括先天性发育异常、风湿性心脏病、肺动脉瓣钙化、感染性心内膜炎以及药物或放射线引起的损伤。其中,先天性发育异常是最常见的病因。在胚胎发育过程中,由于各种原因导致肺动脉瓣发育异常,形成狭窄。此外,孕妇在孕期发生宫内感染,尤其是风疹病毒感染,也可能导致胎儿肺动脉瓣狭窄。

(三)临床表现

1.症状

(1)呼吸困难:由于肺动脉瓣狭窄导致肺动脉血流受阻,肺部血液灌注不足,氧气交换受限,从而引起呼吸急促、气短,尤其是在活动或劳累后更为明显。

(2)心悸:当肺动脉瓣狭窄时,心脏为了克服阻力将血液泵入肺动脉,会更加用力地收缩,导致心跳加快、不规律,使人感到心悸。

(3)乏力:由于心脏泵血功能受到影响,全身血液循环不畅,氧气和营养物质供应不足,身体各个器官和组织的功能受到限制,从而出现乏力、容易疲劳的症状。

(4)晕厥:严重的肺动脉瓣狭窄可能导致脑部供血不足,引起短暂性意识丧失,出现晕厥。这种情况通常在剧烈运动或突然改变体位时发生。

(5)胸痛:心脏负荷增加,心肌耗氧量增大,可能会导致心肌缺血、缺氧,从而引发胸痛。

2.体征

(1)心脏杂音:肺动脉瓣狭窄患者在胸骨左缘第二肋间可闻及响亮粗糙的喷射性吹风样收缩期杂音,向左颈部或左锁骨下区传导。杂音强度因狭窄程度、血流流速、血流量和胸壁厚度而异。

(2)第二心音异常:肺动脉瓣狭窄患者的肺动脉瓣区第二心音常减弱、分裂。在重度狭窄的情况下,由于右心室肥厚,可能导致三尖瓣相对性关闭不全,从而在心尖区闻及吹风样收缩期杂音。

(3)其他体征:重度肺动脉口狭窄病人,因右心室肥厚可见胸骨左缘向前隆起,在心前区可扪及抬举样搏动。若并存房间隔缺损或卵圆窝未闭,可见口唇或末梢指(趾)端发绀和杵状指(趾)。

(四)治疗

肺动脉瓣狭窄的治疗主要包括药物治疗、球囊扩张术、外科手术、经导管瓣膜植入和生活方式调整等。

1.药物治疗:药物治疗是针对肺动脉瓣膜狭窄的初步治疗方法,主要用于缓解症状和改善心功能。常用的药物包括洋地黄类药物、利尿剂、ACE抑制剂等。这些药物可以降低心脏负荷,增强心肌收缩力,提高心脏排血量,从而减轻肺动脉瓣膜狭窄的症状。但需要注意的是,药物治疗并不能根治肺动脉瓣狭窄。

2.球囊扩张术:球囊扩张术是一种介入性治疗方法,适用于轻至中度肺动脉瓣膜狭窄的患者。通过导管将球囊导入到狭窄的瓣膜处,然后扩张球囊,以增大瓣膜开口面积,从而改善血流动力学。球囊扩张术创伤小、恢复快,但可能需要重复治疗。

3.外科手术:对于重度肺动脉瓣膜狭窄或伴有其他心脏病变的患者,外科手术是主要的治疗方法。手术包括瓣膜切开术和瓣膜置换术。瓣膜切开术适用于瓣膜本身无严重损害的患者,而瓣膜置换术则适用于瓣膜严重损害或钙化的患者。外科手术风险较高,但疗效确切。

4.经导管瓣膜植入:经导管瓣膜植入是一种新兴的介入治疗方法,适用于无法承受外科手术的患者。通过导管将人工瓣膜植入到原瓣膜位置,以替代狭窄的瓣膜。该方法创伤小、恢复快,但技术要求较高,且适用于特定类型的肺动脉瓣膜狭窄。

5.生活方式调整:生活方式调整对于肺动脉瓣膜狭窄患者来说非常重要。患者应保持良好的作息时间,避免过度劳累,适当进行有氧运动,如散步、慢跑等,以增强心肺功能。同时,注意饮食均衡,避免高脂、高盐食物,以降低心脏负担。

五、法洛四联症

(一)定义

法洛四联症(Tetralogy of Fallot,TOF)是一种常见的先天性心脏畸形,由四种畸形组成:肺动脉口狭窄、室间隔缺损、主动脉右位和左右心室肥大。其中,肺动脉口狭窄和室间隔缺损是主要病变,导致右心室血液未经充分氧合即进入体循环,引发一系列临床症状。

(二)病因和病机

法洛四联症的发生与多种因素有关,包括遗传因素、环境因素等。遗传因素方面,有研究表明某些基因变异可能增加患病风险。环境因素方面,孕妇在孕期的感染、药物暴露、营养不良、糖尿病、高血钙、放射线和细胞毒性药物的应用等,都可能影响胎儿心脏的正常发育,导致法洛四联症的发生。

(三)临床表现

法洛四联症的临床表现多样,主要包括青紫、蹲踞症状、杵状指(趾)和阵发性缺氧发作等。

1.青紫:是法洛四联症最典型的症状之一。由于肺动脉口狭窄,右心室血液未经充分氧合即进入体循环,导致动脉血氧饱和度降低,皮肤黏膜出现青紫。青紫通常在出生后3~6个月出现,也有少数到儿童或成人期才出现。运动和哭闹时青紫加重,平静时减轻。

2.蹲踞症状:是法洛四联症患儿临床上一种特征性姿态。蹲踞时下肢屈曲,可增加体循环阻力,减少右向左分流,从而缓解呼吸困难和发绀。患儿常主动取蹲踞位玩耍,以缓解不适症状。

3.杵状指(趾):由于长期缺氧,末梢毛细血管增生扩张,局部软组织和骨组织也增生肥大,随后末端指(趾)节逐渐增宽增厚,指甲从根部到末端呈拱形隆起,形成杵状指(趾)。

4.阵发性缺氧发作:多见于婴儿,发生的诱因常为吃奶、哭闹、情绪激动、贫血、感染等。表现为阵发性呼吸困难,严重者可出现抽搐、昏迷,甚至死亡。这是由于在肺动脉漏斗部狭窄的基础上,突然发生该处肌部痉挛,引起一时性肺动脉梗阻,使脑缺氧加重所致。

(四)治疗

1.内科治疗

(1)一般护理:包括保持居室内空气流通,避免患儿过度劳累和情绪激动,合理喂养,保证营养充足等。

(2)缺氧发作的治疗:缺氧发作时应立即给予吸氧,并采取膝胸卧位。同时,可给予镇静药物如吗啡等,以缓解患儿紧张和痉挛状态。若缺氧发作频繁或严重,应考虑尽早进行外科手术治疗。

2.外科治疗

(1)四联症矫正术:是法洛四联症的主要手术治疗方法。手术包括切除右心室流出道肥厚肌束、分离狭窄的瓣膜、修补室间隔缺损等步骤,以恢复心脏的正常结构和功能。手术通常在全麻下进行,需要体外循环支持。

(2)姑息性手术:对于年龄较小或病情较重的患儿,可能无法直接进行四联症矫正术。此时,可采用姑息性手术如锁骨下动脉-

肺动脉吻合术、右心室流出道补片加宽术等，以改善患儿缺氧症状，为日后的根治手术创造条件。

第三节 病毒性心肌炎

一、定义

儿科病毒性心肌炎是指由多种病毒侵犯心脏，引起心肌细胞变性、坏死和间质炎症的一种疾病。该病可发生于任何年龄段的儿童，是儿科常见的心脏疾病之一。

二、病因和病机

(一)西医病因病机

1.病因

儿科病毒性心肌炎主要由病毒感染引起，常见的病毒包括柯萨奇病毒、埃可病毒、脊髓灰质炎病毒、肝炎病毒、流感病毒、麻疹病毒、单纯疱疹病毒以及流行性腮腺炎病毒等。其中，柯萨奇病毒B组1~5型是最常见的致病病毒。

2.发病机制

儿科病毒性心肌炎的发病机制尚未完全明确，但已知病毒可以直接侵犯心肌纤维，引起心肌细胞变性、坏死和间质炎症。此外，免疫机制在病毒性心肌炎的发病中也起到重要作用。病毒感染后，机体产生针对心肌细胞的自身抗体，引发自身免疫反应，进一步损伤心肌细胞。

(二)中医病因病机

中医对儿科病毒性心肌炎的认识主要基于脏腑辨证理论。该病属中医"心悸""怔忡"等范畴。

1. 病因

(1) 外感因素：小儿脏腑娇嫩，形气未充，卫外功能不固，易感外邪。温热邪毒或湿热邪毒通过口鼻或鼻咽途径侵入人体，首先侵犯肺卫，继而内传心脏，导致心脉瘀阻或痰热互结，影响心血运行，引起心肌炎的发生。

(2) 正虚因素：小儿先天禀赋不足或后天失于调养，导致正气虚弱，心脉虚损。正虚因素是病毒性心肌炎发生的重要内在因素，当机体免疫力低下时，容易遭受外邪的侵扰，使疾病易于发生和发展。

2. 病机

病变脏腑主要在心，无论是感受邪毒还是正气虚弱，其共同的病理变化都是心主血脉功能的失常。邪毒侵及心脉，留滞不去，损及心气、心血，导致心气不足、心血亏虚。心气不足难以鼓动血脉，心血亏虚则血脉难以充盈，进而引发心悸、怔忡等症状。病程迁延不愈者，可因邪毒留恋、正气虚损而导致痰浊、瘀血等病理产物的产生，进一步加重心脏负担，形成恶性循环。

三、临床表现

(一) 西医症状

儿科病毒性心肌炎的西医症状轻重不一。轻者可能仅表现出类似"感冒"的症状，如发热、咽痛、咳嗽、肌痛等，或者表现为乏力、多汗、心悸、胸闷等不适。重者则可能出现心力衰竭、心源性休克、严重心律失常甚至猝死等严重症状。此外，还可能伴有心脏扩大、心电图异常改变（如ST-T改变、心律失常等）以及血清心肌酶谱升高等实验室检查异常。

(二)中医证型

1.风热犯心

证候：发热、咽痛、咳嗽、肌痛等外感风热症状，同时伴有心悸、胸闷、气短等心系症状。舌尖红，苔薄黄，脉浮数。

2.湿热侵心

证候：恶寒发热、身热不扬、全身酸痛、恶心呕吐、腹痛泄泻等湿热蕴结症状，同时伴有心悸、胸闷、肢体乏力等心系症状。舌质红，苔黄腻，脉濡数或结代。

3.气阴亏虚

证候：心悸不宁、活动后尤甚、少气懒言、神疲倦怠、头晕目眩、烦热口渴、夜寐不安等气阴两虚症状。舌光红少苔，脉细数或促或结代。

4.心阳虚弱

证候：心悸怔忡、胸闷气短气促、头晕多汗、畏寒肢冷、神疲乏力、虚烦不安、面色苍白、口唇青紫等心阳虚衰症状。舌淡或胖嫩，脉缓无力或结代。

5.痰瘀阻络

证候：心悸不宁、胸闷憋气、胸痛叹息、时欲呕恶、咳嗽有痰等痰瘀互结症状。舌质微紫或有瘀点，苔白腻，脉滑或结代。

四、诊断

(一)临床诊断依据

1.症状：患儿常有发热、咳嗽、呕吐、腹泻等前驱症状，随后可能出现心悸、胸痛、呼吸困难、面色苍白、乏力等症状。这些症状可能单独出现，也可能同时出现，严重程度因个体差异而异。

2.体征：医生在进行体格检查时，可能会发现患儿心率增快或减慢、心律失常、心脏杂音、心音低钝等体征。此外,婴儿患者还可能出现积食、发绀、四肢凉等症状。

(二)病原学诊断依据

1.确诊指标

(1)自心内膜、心肌、心包或心包穿刺液中分离到病毒。

(2)用病毒核酸探针查到病毒核酸。

(3)特异性病毒抗体阳性。

2.参考依据

(1)自粪便、咽拭子或血液中分离到病毒,且恢复期血清同型抗体滴度较第一份血清升高或降低4/5以上。

(2)病程早期血中特异性IgM抗体阳性。

(3)用病毒核酸探针自患儿血中查到病毒核酸。

(三)辅助检查

1.病毒学检查:包括血清病毒特异性IgM和IgG抗体检测,以及咽拭子、粪便等样本的病毒分离和核酸检测。这些检查有助于明确病毒感染的类型和状态。

2.心肌酶谱测定:包括肌酸激酶(CK)、肌酸激酶同工酶(CK-MB)、乳酸脱氢酶(LDH)、天门冬氨酸氨基转移酶(AST)等指标的测定。这些指标在心肌受损时会升高,对于心肌炎的诊断具有重要意义。

3.X线检查:胸部X线检查可发现心影增大或心脏扩大等异常表现,为诊断提供辅助依据。

4.心电图检查:心电图检查是诊断病毒性心肌炎的重要手段之一。可出现ST-T改变、心律失常(如窦性心动过速、房室传导阻滞、室性期前收缩等)等异常表现。

(四)确诊依据

儿科病毒性心肌炎的确诊依据需要综合考虑临床表现、实验室检查和心脏影像学结果等多方面因素。具体来说，如果患儿具备以下条件之一，即可确诊：

1. 临床表现符合病毒性心肌炎的特征，同时具备病原学确诊依据之一。

2. 临床表现符合病毒性心肌炎的特征，同时具备病原学参考依据之一，并结合其他辅助检查（如心电图、心肌酶谱测定等）结果进行综合判断。

(五)鉴别诊断

在诊断儿科病毒性心肌炎时，需要与其他可能引起类似症状的疾病进行鉴别诊断，如扩张型心肌病、心律失常、风湿性心肌炎、中毒性心肌炎、先天性心脏病、结缔组织代谢性心肌受损、甲亢性心肌病以及心脏自主神经功能异常等。通过详细询问病史、进行全面的体格检查，并结合相关检查结果进行综合判断，可以排除这些干扰因素，确保诊断的准确性。

五、治疗

(一)西医治疗

1. 减轻心脏负担

急性期应卧床休息，以减轻心脏负担，促进心肌恢复。当症状消失，血清心肌肌钙蛋白、CK-MB恢复正常，心电图稳定后，可以逐渐增加活动量。对于伴有心力衰竭的患儿，需要更长时间的卧床休息，并限制活动量和体力活动。

2. 药物治疗

(1)维生素C：大剂量的维生素C可通过静脉输注，促进心肌病变恢复。具体剂量和疗程需根据患儿病情和医生指导进行调整。

(2)肾上腺皮质激素:在某些情况下,如重症患儿或伴有自身免疫反应时,可谨慎使用肾上腺皮质激素。但需注意其可能带来的副作用,如抑制免疫反应、促进病毒繁殖等。因此,使用时应严格掌握适应证和禁忌证,避免滥用。

(3)心肌代谢赋活药:如辅酶Q_{10}、曲美他嗪等,可改善心肌细胞的能量代谢状态,增强心肌细胞对氧及能量物质的利用效率,促进受损心肌修复。

(二)中医治疗

1.风热犯心

治法:辛凉解表,清热解毒。

方药:银翘散加减。主要药物包括金银花、连翘、薄荷、竹叶、桔梗、芦根等,可根据患儿具体症状进行加减。

2.湿热侵心

治法:清热化湿,宁心安神。

方药:葛根黄芩黄连汤加减。主要药物包括葛根、黄芩、黄连、炙甘草等,可随症加减。

3.气阴亏虚

治法:益气养阴,宁心复脉。

方药:炙甘草汤加减。主要药物包括炙甘草、人参、桂枝、生姜、麦冬、生地等,可根据患儿体质和病情进行调整。

4.心阳虚弱

治法:温补心阳,安神定悸。

方药:桂枝甘草龙骨牡蛎汤合参附汤加减。主要药物包括桂枝、甘草、龙骨、牡蛎、人参、附子等,可随症加减。

5.痰瘀阻络

治法:活血化瘀,豁痰通络。

方药:瓜蒌薤白半夏汤合血府逐瘀汤加减。主要药物包括瓜蒌、薤白、半夏、桃仁、红花、川芎等,可随症加减。

第五章 泌尿系统疾病

第一节 小儿泌尿系统解剖及生理学特点

一、解剖特点

(一)肾脏

小儿肾脏相对较大,位置较低。随着年龄的增长,肾脏逐渐上升至正常位置。婴儿肾脏的下极可低至髂嵴以下第四腰椎水平,两岁以后才达到髂嵴以上。小儿肾脏的功能单位(肾单位)在出生时已达成人水平,但生理功能尚不完善,需要逐渐发育成熟。

(二)输尿管

小儿输尿管长而弯曲,管壁弹力纤维和肌肉发育不良,容易受压扭曲而导致梗阻、尿潴留及继发感染。

(三)膀胱

小儿膀胱位置比年长儿高,尿液充盈时易在腹部触及。随着年龄的增长,膀胱逐渐下降至骨盆内。

(四)尿道

小儿尿道相对较短,特别是女婴的尿道更短,外口接近肛门,易受粪便沾染和细菌污染。男婴尿道较长,但常有包皮过长或包茎积垢而导致感染。

二、生理特点

(一)肾小球滤过率(GFR)

肾小球滤过率是衡量肾脏功能的重要指标之一,它反映了单位时间内肾脏清除血浆中某些物质的能力。小儿肾小球滤过率随着年龄的增长而逐渐增加,新生儿出生时GFR较低,约为成人的1/4,早产儿更低。随着年龄的增长,GFR逐渐上升,至2岁时达成人水平。GFR的变化受多种因素影响,包括肾皮质肾小球发育不良、心搏出量、动脉血压以及肾小球毛细血管通透性等。

(二)肾小管重吸收和排泄功能

肾小管是肾脏的重要组成部分,负责重吸收和排泄功能。新生儿肾小管功能尚不成熟,葡萄糖肾阈较低,易出现糖尿。同时,新生儿近端肾小管对钠的重吸收能力较差,而远端肾小管则明显增强对钠的重吸收,以维持钠的正平衡。随着年龄的增长,肾小管功能逐渐成熟,钠、钾等电解质的重吸收和排泄功能也趋于完善。

(三)浓缩与稀释功能

浓缩与稀释功能是肾脏调节水、电解质平衡的重要手段。新生儿及婴幼儿的肾小管髓袢较短,尿素形成量少,且对抗利尿激素的反应较差,因此尿液浓缩功能不足。在应激状态下,他们保留水分的能力低于年长儿和成人,易发生脱水甚至诱发急性肾功能不全。然而,他们的尿稀释功能接近成人水平,可将尿液稀释至较低浓度。

(四)酸碱平衡

肾脏在维持酸碱平衡方面发挥着重要作用。小儿肾脏对酸碱平衡的调节能力较弱,易发生酸中毒。这主要是由于他们保留HCO_3^-的能力差、泌H^+和泌NH_3的能力低以及尿中排磷酸盐量少等原因所致。因此,在小儿生长发育过程中,需要特别关注酸碱平衡的维持。

(五)肾脏内分泌功能

肾脏不仅是一个排泄器官,还具有重要的内分泌功能。它可以产生多种激素和生物活性物质,如肾素、前列腺素、促红细胞生成素、$1,25-(OH)_2D_3$ 等。这些物质对血压、水电解质平衡、红细胞生成和钙磷代谢等起着重要的调节作用。小儿肾脏的内分泌功能随着年龄的增长而逐渐完善。

第二节　急性肾小球肾炎

一、定义

儿科急性肾小球肾炎,简称小儿急性肾炎,是指不同病原感染后引起的一组免疫反应性急性弥漫性肾小球炎性病变。该病通常指急性链球菌感染后引起的免疫复合性肾小球肾炎,但也可由其他细菌、病毒或病原体感染所诱发。

二、病因病机

(一)西医病因病机

1.感染因素:是最常见的病因,特别是 A 组 β 溶血性链球菌感染。链球菌感染后,机体产生免疫反应,形成循环免疫复合物沉积于肾小球,导致肾小球损伤。其他细菌如葡萄球菌、肺炎链球菌等,以及病毒如柯萨奇病毒、ECHO病毒等,也可能引起急性肾小球肾炎。

2.免疫机制:链球菌感染后,机体产生针对链球菌某些抗原成分的抗体,形成循环免疫复合物并沉积于肾小球,激活补体系统,引发炎症反应,导致肾小球损伤。此外,链球菌抗原与肾小球基膜糖蛋白具有交叉抗原性,也可能引起免疫反应。

3.非感染因素:如全身性疾病(系统性红斑狼疮、过敏性紫癜等)所致的肾脏损伤,也可能表现为急性肾小球肾炎。

(二)中医病因病机

1.外因:主要为风邪外袭,肺失通调,导致水液代谢失常。风邪侵袭人体,首先犯肺,肺失宣降,通调水道功能失常,水液不能下输膀胱而泛滥肌肤,发为水肿。

2.内因:主要为肺、脾、肾三脏功能失调。肺为水之上源,主通调水道;脾主运化水湿;肾主水,司开阖。若三脏功能失调,则水液代谢障碍,水湿内停而发为水肿。

3.病机演变:急性肾小球肾炎初期以标实邪盛为主,主要表现为水肿、血尿等症状。随着病情的发展,逐渐出现正虚邪恋的病机变化。病变部位主要在肺、脾、肾三脏,且常相互影响。若病情迁延不愈,则可能出现水湿内聚、郁久化热、灼伤脉络、耗损肾阴等病机变化。

三、临床表现

(一)西医症状

1.前驱感染

急性肾小球肾炎通常在前驱感染(如上呼吸道感染、皮肤感染等)后1~3周发病。这些前驱感染症状可能包括发热、咳嗽、咽痛、皮疹等,但也可能不明显或完全缺失。

2.典型表现

(1)水肿:为最常见的症状,多表现为晨起眼睑水肿,严重时可波及全身,出现凹陷性水肿。水肿的轻重与肾脏病变的严重程度并不完全一致。

(2)血尿:几乎所有患者均有血尿,可为肉眼血尿或镜下血尿。肉眼血尿呈洗肉水样,通常持续 1~2 周转为镜下血尿。

(3)蛋白尿:几乎所有患者均有不同程度的蛋白尿,但蛋白尿量与肾脏病变的严重程度也不完全平行。

(4)高血压:约 2/3 的患者会出现一过性轻至中度高血压,与水钠潴留有关。少数患者可发展为严重高血压,甚至高血压脑病。

(5)尿量减少:部分患者可出现尿量减少,甚至少尿或无尿,这通常与肾脏功能受损有关。

3.严重表现

(1)严重循环充血:表现为呼吸急促、心率加快、心音低钝、奔马律、肝脏肿大等,甚至可出现心力衰竭。

(2)高血压脑病:表现为剧烈头痛、呕吐、复视或一过性失明、抽搐、昏迷等,是急性肾小球肾炎的严重并发症之一。

(3)急性肾功能不全:表现为尿量显著减少、氮质血症、代谢性酸中毒、电解质紊乱等,严重时可危及生命。

4.非典型表现

(1)无症状型急性肾炎:仅表现为尿检异常,而无水肿、高血压等临床症状。

(2)肾外症状急性肾炎:以肾外症状(如发热、咳嗽、皮疹等)为主要表现,而肾脏症状不明显。

(3)以肾病综合征为表现的急性肾炎:表现为大量蛋白尿、低蛋白血症、高脂血症和水肿等肾病综合征的症状,但病理类型仍为急性肾小球肾炎。

(二)中医证型

1.急性期

(1)常证

①风水相搏

证候:眼睑浮肿,继则四肢及全身皆肿,来势迅速,多有恶寒发热、肢节酸楚、小便不利等症。偏于风寒者,兼见咳嗽喘促。苔薄白,脉浮滑。偏于风热者,兼见咽喉红肿疼痛。舌质红,脉浮滑数。

②湿热内侵

证候:皮肤疮毒,或咽喉红肿溃烂,或乳蛾肿大,继则眼睑及全身浮肿,小便短赤,甚则血尿。舌红苔黄腻,脉滑数或弦数。

(2)变证

①水凌心肺

证候:全身浮肿,面色晦暗,胸闷心悸,呼吸困难,甚则不能平卧,咳嗽喘促。舌质暗红苔白腻,脉沉细无力。

②邪陷心肝

证候:头晕头痛,恶心呕吐,视物模糊,或突然失明,或烦躁不安,神昏谵语,抽搐惊厥。舌质红绛苔黄腻,脉弦数或细数。

③水毒内闭

证候:全身浮肿,尿少或尿闭,色如浓茶,恶心呕吐,口有尿味,面色灰暗,神志不清,甚则昏迷。舌质淡苔白腻或黄腻,脉沉细而数或细弱无力。

2.恢复期

①阴虚邪恋

证候:身热不退,或低热起伏,头晕目眩,咽干口燥。舌光红少苔,脉细数或弦细数。

②气虚邪恋

证候：身倦乏力，面色萎黄，纳少便溏，自汗出，易于感冒。舌淡红苔白，脉缓弱。

四、诊断

1.其他病原体感染后的肾小球肾炎：除了链球菌感染外，其他细菌、病毒或病原体感染也可能引起肾小球肾炎。因此，在诊断时需要详细询问患者的感染病史，并进行相应的病原学检查，以排除其他病原体感染的可能性。

2.IgA肾病：IgA肾病是一种原发性肾小球肾炎，以IgA为主的免疫球蛋白沉积为特征。其临床表现与急性肾小球肾炎相似，但起病方式更为隐匿，且常伴有反复发作的肉眼血尿。通过肾组织活检可以明确鉴别。

3.慢性肾炎急性发作：慢性肾炎患者可能因感染、劳累等因素导致病情急性发作，其症状与急性肾小球肾炎相似。但慢性肾炎患者通常有较长的病史，且肾功能损害更为严重。通过详细询问病史和检查肾功能可以鉴别。

4.原发性肾病综合征：原发性肾病综合征是一组由多种原因引起的肾小球基底膜通透性增加，导致血浆内大量蛋白质从尿中丢失的临床综合征。其临床表现包括大量蛋白尿、低蛋白血症、高脂血症和水肿等，与急性肾小球肾炎有相似之处。但原发性肾病综合征的病理类型多样，且通常不伴有前驱感染史，通过肾组织活检可以明确鉴别。

5.其他：还需要注意与急性肾盂肾炎、肾结核等其他肾脏疾病以及心源性水肿、肝源性水肿等非肾脏疾病引起的水肿进行鉴别。这些疾病各有其独特的临床表现和实验室检查结果，通过仔细分析和鉴别可以明确诊断。

五、治疗

(一)西医治疗

1.休息

无论病情严重程度如何,患者在急性期均需卧床休息,直至水肿明显消退、血压恢复正常且肉眼血尿消失。通常,这一休息期需要持续2~3周。此后,患者可根据恢复情况逐渐增加活动量,并在血沉正常后恢复上学。但在尿Addis活动量计数正常前应控制活动量,避免过度劳累。

2.饮食

患者在急性期应限制水、盐和蛋白质的摄入量。一般采用低盐或无盐、低蛋白饮食,用糖提供热量。盐的摄入量控制在1~2g/d水平。当肾功能不全时,应使用优质蛋白质,摄入量以0.5g/(kg·d)为宜。对于水肿严重、尿少的患者,还应限制水的摄入。

3.抗感染

急性肾小球肾炎多由感染诱发,因此抗感染治疗是关键。常用抗生素如青霉素20万~30万U/(kg·d),对青霉素过敏者可使用红霉素30mg(kg·d),静脉滴注治疗2周。疑似其他病原体时,可添加其他抗生素。

4.对症治疗

(1)利尿:对于水肿患者,可使用利尿剂如氢氯噻嗪2~3mg/(kg·d)(口服)增加尿量。利尿剂效果差或严重水肿患者可静脉滴注或肌肉注射呋塞米(每次1~2mg/kg)。

(2)降血压:硝苯地平是首选降压药物(每次0.25~0.5mg/kg,3~4次/d)。若血压无法控制,可使用尼卡地平、卡托普利或哌唑嗪等药物。

5.严重循环充血的治疗

保持水电解质和酸碱平衡,严格控制水分入量,并使用利尿剂加强利尿。同时,提供足够的热量以减少蛋白质分解,必要时可考虑使用高静脉营养。对于严重病例,可能需要透析治疗。

6.高血压脑病的治疗

降压是关键。常用药物包括硝普钠静点等。同时,需稳定血压,可使用多巴胺和酚妥拉明等药物。

(二)中医治疗

1.辨证要点

中医治疗急性肾小球肾炎需根据患者的症状、体征和舌脉象进行辨证分型。常见证型包括风寒外束证、风热袭表证、湿热内蕴证、脾肾两虚证和阴虚温热证等。

2.治疗原则

急性期以祛邪为旨,宜宣肺利水、清热利湿;恢复期则以扶正兼顾祛邪为主,根据正邪孰多孰少确定补虚及祛邪的比重。

3.辨证论治

(1)常证

①风水相搏

治法:宣肺利水。

方药:麻黄连翘赤小豆汤加减。药用麻黄、连翘、赤小豆、杏仁、泽泻、车前草、甘草等。

②湿热内侵

治法:清热解毒,利尿消肿。

方药:五味消毒饮合五皮饮加减。药用金银花、野菊花、蒲公英、紫花地丁、桑白皮、陈皮、生姜、大腹皮、茯苓、桂枝等。

(2)变证

①水凌心肺

治法:温阳利水,泻肺平喘。

方药:真武汤合葶苈大枣泻肺汤加减。

②邪陷心肝

治法:平肝潜阳,熄风开窍。

方药:羚角钩藤汤合紫雪丹加减。

③水毒内闭

治法:通腑泄浊,解毒利尿。

方药:温胆汤合附子泻心汤加减。

(3)恢复期

①阴虚邪恋

治法:滋养肾阴,清热燥湿。

方药:知柏地黄汤加减。药用知母、黄柏、熟地黄、山茱萸等。

②气虚邪恋

治法:健脾益气,化湿利水。

方药:参苓白术散加减。

第三节 肾病综合征

一、定义

儿科肾病综合征(水肿)是儿童常见的肾小球肾脏疾病,是一组由于多种原因引起的肾小球基膜通透性增高,导致血浆中大量蛋白从尿中丢失的临床综合征。其主要表现为大量蛋白尿、低白蛋白血症、高脂血症和不同程度的水肿，其中水肿是肾病综合征的典型症状之一。

二、病因病机

（一）西医病因病机

西医认为，儿科肾病综合征的病因复杂，可能与免疫异常、感染、遗传、药物等因素有关。这些因素导致肾小球滤过膜对血浆蛋白的通透性增高，大量血浆蛋白自尿中丢失，引起低白蛋白血症，进而降低血浆胶体渗透压，水分不能从组织间隙渗回血管，造成组织水肿。同时，肝脏合成白蛋白减少，也会加重低白蛋白血症和水肿。

（二）中医病因病机

中医认为，儿科肾病综合征（水肿）的病因病机与肺、脾、肾三脏功能失调密切相关。肺主通调水道，脾主运化水湿，肾主水液代谢。当外邪侵袭、饮食不节、劳累过度等因素导致肺、脾、肾功能受损时，水液代谢失常，水湿内停，泛滥肌肤，发为水肿。此外，湿热、瘀血等病理因素也常参与水肿的形成和发展。

三、临床表现

（一）西医症状

1. 水肿：水肿是肾病综合征最常见的临床表现，常始自眼睑、颜面，渐及四肢全身。水肿为凹陷性，严重者可出现浆膜腔积液，如胸水、腹水等。

2. 蛋白尿：大量蛋白尿是肾病综合征的必备条件之一，尿蛋白定性多在（+++）以上，或24h尿蛋白定量≥50mg/(kg·d)。

3. 低白蛋白血症：血浆白蛋白低于正常，常<25～30g/L，导致血

浆胶体渗透压下降,加重水肿。

4.高脂血症:血清胆固醇、甘油三酯等脂类明显增高,血液可呈乳白色。

5.其他症状:患儿可出现精神萎靡、倦怠无力、食欲减退等症状,有时伴有腹泻。肾炎型肾病患儿还可有血压增高和血尿。

(二)中医证型

1.本证

(1)肺脾气虚

证候:面色萎黄,神疲乏力,食欲不振,大便稀溏,自汗易感。舌淡苔白,脉细弱。水肿多见面部及四肢,按之凹陷不起。

(2)脾肾阳虚

证候:畏寒肢冷,面色㿠白,腰膝酸软,夜尿频多,大便稀溏。舌淡胖苔白滑,脉沉细无力。水肿多见于腰以下,按之凹陷不起。

(3)肝肾阴虚

证候:头晕目眩,耳鸣耳聋,五心烦热,盗汗失眠。舌红少苔,脉细数。水肿多见于腰以上,或全身水肿伴见阴虚症状。

(4)气阴两虚

证候:神疲乏力,气短懒言,自汗盗汗,五心烦热,口干咽燥。舌红少苔,脉细弱。水肿可轻可重,伴有气阴两虚症状。

2.标证

(1)外感风邪

证候:发热恶寒,咳嗽流涕,头痛身痛。舌淡红苔薄白,脉浮。水肿可因外感而加重。

(2)湿热

证候:身热不扬,口苦口黏,胸闷纳呆,大便不爽,小便短赤。舌红苔黄腻,脉滑数。水肿多见于腰以下,按之凹陷不起,伴有湿热症状。

四、诊断

1. 单纯性肾病

诊断标准包括：大量蛋白尿[尿蛋白定性常在(+++)以上，24h尿蛋白定量>50mg/kg]、低白蛋白血症(血浆白蛋白<30g/L)、全身水肿和高胆固醇血症(血清胆固醇>5.7mmol/L)。其中，大量蛋白尿和低白蛋白血症为必备条件。

2. 肾炎型肾病

在符合单纯性肾病诊断标准的基础上，肾炎型肾病还伴有血尿、高血压和肾功能损害等症状。血尿可表现为镜下血尿或肉眼血尿；高血压多为轻至中度；肾功能损害可表现为氮质血症等。

五、治疗

(一)西医治疗

1. 一般治疗

(1)休息：患儿需保证充足的休息，避免剧烈运动，以减轻肾脏负担，促进疾病恢复。

(2)饮食：应给予低盐、低脂、优质蛋白饮食。限制盐的摄入有助于减轻水肿；低脂饮食可控制高脂血症；优质蛋白饮食则能补充因蛋白尿而丢失的蛋白质，同时避免加重肾脏负担。

(3)防止感染：感染是肾病综合征复发和加重的常见诱因，因此应特别注意预防感冒、肺炎等感染性疾病。保持室内空气流通，避免与感染患者接触，定期接种疫苗。

(4)利尿：对于水肿严重的患儿，可使用利尿剂如呋塞米、氢氯噻嗪等,以促进体内多余水分的排出,减轻水肿症状。

(5)对家属的教育:向患儿家属普及肾病综合征的相关知识,包括疾病的原因、治疗、护理及预后等,使家属能够正确理解和配合治疗,提高患儿的康复效果。

2.糖皮质激素

糖皮质激素是治疗肾病综合征的主要药物之一,具有抗炎、抗过敏、抑制免疫等多种作用。常用药物包括泼尼松、甲泼尼龙等。使用时需根据患儿的病情和体重调整剂量,并注意监测药物的副作用。

3.免疫抑制剂

对于激素治疗无效或依赖激素的患儿,可考虑使用免疫抑制剂如环磷酰胺、环孢素A等,以进一步抑制免疫反应,减轻肾脏损害。

4.抗凝及纤溶药物疗法

肾病综合征患儿常伴有高凝状态,易发生血栓形成和栓塞并发症。因此,可使用抗凝及纤溶药物如肝素、尿激酶等,以预防血栓形成,改善肾脏微循环。

5.免疫调节

通过使用免疫调节剂如左旋咪唑、胸腺肽等,可调节患儿的免疫功能,增强机体抵抗力,促进疾病恢复。

6.血管紧张素转换酶抑制剂(ACEI)

ACEI类药物如卡托普利、依那普利等,可降低血压,减少蛋白尿,保护肾功能。对于伴有高血压的肾病综合征患儿尤为适用。

(二)中医治疗

1.辨证要点

中医治疗肾病综合征需根据患儿的证候表现进行辨证施治。

辨证时需注意区分本证和标证,以及不同脏腑的虚实情况。

2.治疗原则

治疗原则以扶正祛邪为主,既要补充正气,提高患儿的抗病能力;又要祛除病邪、消除病因和症状。同时,还需注意调和脏腑功能,恢复机体的阴阳平衡。

3.辨证论治

(1)本证

①肺脾气虚

治法:健脾益气,宣肺利水。

方药:参苓白术散合五皮饮加减。药用党参、白术、茯苓、甘草、陈皮、山药、扁豆、砂仁、薏苡仁、桑白皮、陈皮、大腹皮、生姜皮等。

②脾肾阳虚

治法:温补脾肾,利水消肿。

方药:真武汤合实脾饮加减。药用茯苓、白术、附子、生姜、白芍、厚朴、木香、大腹皮、草果、炙甘草等。

③肝肾阴虚

治法:滋养肝肾,清热利湿。

方药:知柏地黄丸合六一散加减。药用知母、黄柏、熟地黄、山茱萸、山药、丹皮、泽泻、茯苓、六一散等。

④气阴两虚

治法:益气养阴,清热利湿。

方药:参芪地黄汤合五味消毒饮加减。药用党参、黄芪、生地黄、山药、山茱萸、丹皮、泽泻、茯苓、金银花、野菊花、蒲公英、紫花地丁、天葵子等。

（2）标证

①外感风邪

治法：疏风解表，宣肺利水。

方药：麻黄连翘赤小豆汤合越婢加术汤加减。药用麻黄、连翘、赤小豆、桑白皮、生姜、大枣、甘草、白术等。

②水湿

治法：健脾利水，消肿除湿。

方药：五苓散合五皮饮加减。药用猪苓、茯苓、白术、泽泻、桂枝、桑白皮、陈皮、大腹皮、生姜皮等。

③湿热

治法：清热利湿，解毒消肿。

方药：茵陈蒿汤合三仁汤加减。药用茵陈、栀子、大黄、杏仁、白蔻仁、薏苡仁、厚朴、半夏、竹叶等。

④血瘀

治法：活血化瘀，利水消肿。

方药：桃红四物汤合五苓散加减。药用桃仁、红花、生地黄、赤芍、当归、川芎、猪苓、茯苓、白术、泽泻、桂枝等。

⑤湿浊

治法：化湿泄浊，解毒利尿。

方药：温胆汤合大黄附子汤加减。药用半夏、陈皮、竹茹、枳实、茯苓、甘草、大黄、附子、细辛等。

第六章 造血系统疾病

第一节 小儿造血功能及血液特点

一、小儿造血的特点

（一）胚胎期造血

在胚胎期，小儿的造血功能经历了几个关键阶段：

1.中胚叶造血期

从胚胎第三周开始，卵黄囊上形成许多血岛，这些血岛中的细胞分化为原始的血细胞。这是胚胎期最早的造血活动，主要产生原始的有核红细胞。胚胎第六周后，中胚叶造血开始减退，至第十周基本停止。

2.肝脾造血期

胚胎第六~八周时，肝脏开始出现活跃的造血组织，成为胎儿中期的主要造血部位。这一时期，肝脏主要产生有核红细胞，同时也产生少量的粒细胞和巨核细胞。胚胎第八周时，脾脏也开始参与造血，主要生成红细胞，随后粒系造血也相当活跃。至第十二周时，脾脏还出现淋巴细胞和单核细胞。胎儿五个月之后，脾脏造红细胞和粒细胞的功能逐渐减退，至出生时成为终生造血淋巴器官。

3.骨髓造血期

胚胎第六周时,骨髓开始出现,但真正的造血活动从胎儿4个月时才开始。骨髓迅速成为主要的造血器官,直至出生后2~5周成为唯一的造血场所。

(二)出生后造血

1.骨髓造血

出生后,骨髓成为主要的造血器官。婴幼儿期,所有骨髓均为红骨髓,全部参与造血,以满足生长发育的需要。随着年龄的增长,5~7岁开始,长骨中的黄髓(由脂肪细胞组成)逐渐增多,红髓相对减少。因此,年长儿和成人期红髓仅限于肋骨、胸骨、脊椎、骨盆、颅骨、锁骨和肩胛骨等部位。但黄髓具有潜在的造血功能,当造血需要增加时,黄髓可转变为红髓而恢复造血功能。

2.骨髓外造血

在正常情况下,骨髓外造血极少发生。但在某些特殊情况下,如感染性贫血或溶血性贫血等需要增加造血时,肝、脾和淋巴结等器官会恢复到胎儿时的造血状态,出现肝、脾、淋巴结增大现象。同时,外周血中可能出现有核红细胞或幼稚中性粒细胞。这是小儿造血器官的一种特殊反应,称为"骨髓外造血"。当病因去除后,骨髓外造血会恢复正常。

二、中医学对血的功能及生成的认识

(一)中医学对血的生理功能认识

在中医理论中,血具有营养和滋润全身脏腑组织、维持精神活动等重要生理功能。血是气的载体,气行则血行,气止则血止,气血相互依存,共同维持人体的生命活动。血充足则面色红润,肌肉丰满,精神饱满;血不足则面色无华,肌肉消瘦,精神萎靡。此外,血还是女性月经、孕育胎儿的重要物质基础。

(二)血的生成、循行与脏腑的关系

1. 心主血脉

心是血液循环的动力源泉,心气推动血液在脉中运行不息,流注全身。心气的充足与否直接影响着血液的循环速度和力度。心气充沛,则血液循环通畅;心气不足,则血液循环迟缓,甚至停滞不前。

2. 肺朝百脉

肺具有辅心行血于全身的生理机能。肺通过呼吸运动,吸入清气,排出浊气,同时辅助心脏将血液输送到全身各处。肺气的宣发与肃降作用,使得血液能够顺畅地流注于各条经脉之中,从而维持全身的气血平衡。

3. 脾为气血生化之源

脾是后天之本,气血生化之源。脾通过运化水谷精微,将食物中的营养物质转化为气血,为全身提供充足的能量和养分。脾的运化功能强健,则气血生化有源,身体强健;脾的运化功能失调,则气血生化不足,身体虚弱。

4. 肝主藏血

肝具有贮藏血液和调节血量的功能。当人体处于安静状态时,部分血液会回流到肝脏中贮藏起来;当人体活动时,肝脏会将贮藏的血液释放出来,以供全身所需。肝的藏血功能正常,则血液能够有序地循行于全身;肝的藏血功能失调,则会导致血液循行紊乱,甚至出现出血等病理变化。

5. 肾藏精,精血同源

肾是先天之本,藏有先天之精。精能生血,血能养精,精血之间相互滋生,相互转化。肾精充足,则血液化生有源;肾精亏虚,则血液化生不足。因此,肾与血的关系十分密切,肾的健康状况直接影响着血液的质量和数量。

第二节 缺铁性贫血

一、定义

儿科缺铁性贫血是婴幼儿时期最常见的一种贫血类型,其发生的根本原因是体内铁元素缺乏,导致血红蛋白合成减少,进而引发的一种小细胞低色素性贫血。

二、病因和病机

(一)西医病因病机

1. 铁摄入不足:婴幼儿时期生长发育迅速,对铁的需求量较大,如果饮食中铁元素摄入不足,就容易导致缺铁性贫血。例如,人乳、牛乳、谷物中含铁量均较低,若不及时添加含铁较多的辅食,就容易发生缺铁性贫血。

2. 铁吸收障碍:某些疾病或因素会影响铁的吸收,如慢性腹泻、慢性胃炎等消化道疾病,以及食物搭配不合理等,都可能导致铁吸收障碍,进而引发缺铁性贫血。

3. 铁丢失过多:长期慢性失血、急性失血等都可导致铁元素丢失过多,如肠息肉、钩虫病等可引起慢性失血,进而引发缺铁性贫血。

(二)中医病因病机

中医认为,儿科缺铁性贫血的发生与脾胃功能失调、气血生化无源密切相关。脾胃虚弱,运化失司,气血生化无源,导致血虚;肝肾阴虚，精血同源，肝肾不足也可导致贫血的发生。此外，饮食不节、喂养不当、先天禀赋不足等因素也可损伤脾胃，影响气血的生成和循行，从而引发缺铁性贫血。

三、临床表现

(一)西医症状

1. 一般表现

可能出现皮肤黏膜苍白、乏力、易倦、头晕、耳鸣、眼花、记忆力减退、注意力不集中等症状。同时，由于组织缺氧，患儿还可能出现呼吸急促、心率加快等代偿性症状。

2. 髓外造血表现

长期贫血可导致髓外造血活跃，表现为肝、脾、淋巴结等组织器官肿大。

3. 非造血系统症状

(1)消化系统症状：患儿可能出现食欲减退、恶心、呕吐、腹泻、腹胀等症状。长期贫血还可导致舌乳头萎缩、舌炎、口腔炎等。

(2)神经系统症状：患儿可能出现烦躁不安、精神不振、注意力不集中、理解力降低、反应迟钝等症状。严重贫血时，还可能出现智力发育迟缓、行为异常等表现。

(3)心血管系统症状：患儿可能出现心率加快、心脏扩大、收缩期杂音等症状。严重贫血时，还可能诱发心力衰竭。

(4)其他：患儿还可能出现免疫功能低下、易感染等症状。同时，由于组织缺氧，还可能影响生长发育，导致生长发育迟缓。

(二)中医证型

1. 脾胃虚弱

证候：面色萎黄或苍白，食欲不振，腹胀便溏，倦怠乏力。舌淡苔白,脉细弱。

2.心脾两虚

证候:面色萎黄或苍白,心悸怔忡,失眠多梦,健忘易惊,神疲乏力。舌淡苔白,脉细弱。

3.肝肾阴虚

证候:面色潮红,头晕目眩,耳鸣健忘,腰膝酸软,五心烦热,盗汗潮热。舌红少苔,脉细数。

4.脾肾阳虚

证候:面色苍白,畏寒肢冷,腰膝酸软,夜尿频繁,大便溏泄。舌淡苔白,脉沉细弱。

四、诊断

儿科缺铁性贫血的诊断主要依据临床表现、实验室检查等。实验室检查包括血常规检查、铁代谢检查等。血常规检查可发现红细胞计数、血红蛋白含量降低,红细胞平均体积(MCV)、红细胞平均血红蛋白量(MCH)、红细胞平均血红蛋白浓度(MCHC)均降低,呈小细胞低色素性贫血。铁代谢检查可发现血清铁蛋白降低、血清铁降低、总铁结合力升高等指标异常。

五、治疗

(一)西医治疗

1.一般治疗

注意休息,避免剧烈运动;合理膳食,增加含铁食物的摄入;预防感染,避免病情加重。

2.病因治疗

积极治疗原发病,如慢性腹泻、慢性胃炎等消化道疾病,以及钩虫病等可引起慢性失血的疾病。

3.铁剂治疗

(1)口服铁剂:常用药物包括硫酸亚铁、葡萄糖酸亚铁、蛋白琥珀酸铁、富马酸亚铁等。应从小剂量开始,逐渐增加至足量,并避免与牛奶、茶、咖啡等同时服用,以免影响铁的吸收。

(2)注射铁剂:对于不能耐受口服铁剂或口服铁剂效果不佳的患儿,可考虑使用注射铁剂。常用药物包括右旋糖酐铁、蔗糖铁等。注射铁剂时应严格掌握适应证和禁忌证,避免不良反应的发生。

(3)输红细胞:对于重度贫血或合并严重感染、心力衰竭的患儿,可考虑输注浓缩红细胞以迅速纠正贫血状态。

(二)中医治疗

1.脾胃虚弱

治法:健脾益气,和胃养血。

方药:六君子汤合当归补血汤加减。常用药物包括党参、白术、茯苓、甘草、陈皮、半夏、当归、黄芪等。

2.心脾两虚

治法:益气养血,宁心安神。

方药:归脾汤加减。常用药物包括黄芪、党参、白术、茯苓、甘草、当归、龙眼肉、酸枣仁、远志等。

3.肝肾阴虚

治法:滋养肝肾,补血填精。

方药:左归丸合四物汤加减。常用药物包括熟地黄、山药、山茱萸、枸杞子、菟丝子、龟板胶、鹿角胶、当归、川芎、白芍等。

4.脾肾阳虚

治法:温补脾肾,益气养血。

方药：右归丸合理中丸加减。常用药物包括熟地黄、山药、山茱萸、枸杞子、菟丝子、鹿角胶、附子、肉桂、干姜、炙甘草等。

第三节 特发性血小板减少性紫癜

一、定义

儿童特发性血小板减少性紫癜（Idiopathic Thrombocytopenic Purpura，ITP），又称自身免疫性血小板减少性紫癜，是一种因免疫功能异常导致血小板破坏增多的临床综合征。该病是小儿最常见的出血性疾病之一，主要表现为皮肤、黏膜的自发性出血，血小板减少，出血时间延长和血块收缩不良。

二、病因病机

（一）西医病因病机

特发性血小板减少性紫癜的确切病因尚未完全明确，但普遍认为与机体免疫机制紊乱有关。具体机制可能包括：

1.病毒感染：儿童在发病前常有病毒感染史，如上呼吸道感染、麻疹、水痘等。病毒感染后，机体产生相应的抗体，这些抗体可能与血小板膜发生交叉反应，导致血小板受损并被单核-巨噬细胞系统清除。

2.免疫因素：患者体内可能存在针对血小板的自身抗体，这些抗体导致血小板在脾脏等器官中被过度破坏。此外，免疫介导的巨核细胞产生血小板不足也是发病的重要机制之一。

（二）中医病因病机

中医认为，特发性血小板减少性紫癜的病因病机主要与血热、气虚、阴虚火旺和气滞血瘀等因素有关。具体可表现为：

1.血热伤络：热毒内蕴,灼伤血络,血溢脉外,导致出血。

2.气不摄血：脾气虚弱,统摄无权,血不循经,溢于脉外。

3.阴虚火旺：肝肾阴虚,虚火内炽,迫血妄行。

4.气滞血瘀：气机不畅,瘀血内阻,血行不畅,血溢脉外。

三、临床表现

（一）西医症状

1.急性型

（1）多见于儿童,发病前1~3周常有急性病毒感染史。

（2）起病急骤,可有轻度发热、畏寒等症状。

（3）皮肤、黏膜出血明显,多为针尖大小的皮内或皮下出血点,或为瘀斑和紫癜。

（4）出血可遍布全身,但以四肢为多,在易于碰撞的部位更为多见。

（5）少数患者可有结膜下和视网膜出血。颅内出血少见,一旦发生,预后不良。

2.慢性型

（1）多见于学龄前及学龄儿童。

（2）起病隐袭,出血症状较轻。

（3）皮肤、黏膜出血点反复发作,可持续数月至数年。

（4）部分患者可有轻度脾肿大。

（二）中医证型

1.血热伤络

证候：皮肤紫癜,颜色鲜红,伴有发热、口渴、便秘等症状。舌红苔黄,脉数。

2.气不摄血

证候：皮肤紫癜反复发作，颜色淡红，伴有神疲乏力、食欲不振、面色苍白等症状。舌淡苔白，脉细弱。

3.阴虚火旺

证候：皮肤紫癜，颜色暗红，伴有低热、盗汗、五心烦热等症状。舌红少苔，脉细数。

4.气滞血瘀

证候：皮肤紫癜，颜色紫暗，伴有胸胁胀满、疼痛固定不移等症状。舌暗有瘀斑，脉涩。

四、诊断

(一)诊断

特发性血小板减少性紫癜的诊断主要依据临床表现、实验室检查等。

1.临床表现：皮肤、黏膜的自发性出血，血小板减少，出血时间延长和血块收缩不良。

2.实验室检查：血常规检查示血小板计数减少，血小板抗体测定可能阳性，骨髓象检查示巨核细胞数正常或增多，但有成熟障碍。

(二)鉴别诊断

1.过敏性紫癜：虽然两者均为出血性疾病，但过敏性紫癜是由过敏因素引起的血管炎性疾病，血小板计数正常，且常伴有皮疹、关节肿痛、腹痛、血尿等症状。

2.再生障碍性贫血：再生障碍性贫血是全血细胞减少性疾病，不仅血小板计数减少，红细胞和白细胞计数也减少，骨髓象检查示造血功能低下。

五、治疗

（一）治疗原则

特发性血小板减少性紫癜的治疗原则包括：去除病因、控制出血、减少血小板破坏、提高血小板计数等。具体治疗方案应根据患者的病情、年龄、病程等因素综合考虑。

（二）西医治疗

1. 急性型的治疗

（1）一般疗法：注意休息，避免外伤，减少活动。明显出血时应卧床休息。积极预防及控制感染，避免服用影响血小板功能的药物。

（2）肾上腺皮质激素：如泼尼松、地塞米松等，可抑制免疫反应，减少血小板破坏。用药至血小板数回升至接近正常水平即可逐渐减量。

（3）大剂量静脉滴注丙种球蛋白：可封闭巨噬细胞受体，抑制巨噬细胞对血小板的结合与吞噬，从而迅速提高血小板计数。

（4）血小板和红细胞输注：仅在发生颅内出血或急性内脏大出血、危及生命时才输注血小板和红细胞，并需同时予以大剂量肾上腺皮质激素。

2. 慢性型的治疗

（1）一般疗法：同急性型。

（2）肾上腺皮质激素：用法用量同急性型，但疗程可能更长。

（3）静脉滴注丙种球蛋白：用法用量同急性型，但可作为长期维持治疗的一种选择。

（4）免疫抑制剂：如环磷酰胺、硫唑嘌呤等，可抑制免疫反应，减少血小板破坏。但副作用较大，需严格掌握适应证和禁忌证。

（5）脾切除：适用于病程超过一年，血小板持续低于正常水平，有严重出血症状且内科治疗效果不好的患者。手术宜在6岁以后进行。

(三)中医治疗

1. 血热伤络

治法:清热解毒,凉血止血。

方药:犀角地黄汤加减。常用药物包括水牛角、生地黄、赤芍、丹皮等。

2. 气不摄血

治法:健脾益气,摄血止血。

方药:归脾汤加减。常用药物包括黄芪、党参、白术、茯苓、甘草、当归、龙眼肉等。

3. 阴虚火旺

治法:滋阴降火,凉血止血。

方药:知柏地黄丸加减。常用药物包括知母、黄柏、熟地黄、山药、山茱萸、茯苓、泽泻、丹皮等。

4. 气滞血瘀

治法:活血化瘀,理气止痛。

方药:血府逐瘀汤加减。常用药物包括桃仁、红花、当归、川芎、赤芍、柴胡、枳壳等。

第七章　神经系统疾病

第一节　小儿神经系统解剖及生理学特点

小儿神经系统发育起步早且速度快，出生时脑重约370g，已达成人脑重的25%，占体重的10%~12%。随着成长，6个月时脑重增至600~700g，2岁时达到900~1000g，7岁时则接近成人水平。尽管出生时大脑外观已具成人特征，但沟回较浅，皮层较薄，细胞分化尚不完全。中脑、脑桥、延髓等生命中枢部位发育较好。新生儿神经细胞数量与成人相当，但树突与轴突发育不足，随后神经细胞逐渐增多，树突增多并延长。3岁时神经细胞分化基本完成，8岁时趋于成人状态。神经髓鞘化过程持续至3岁，此前婴儿期神经冲动传导较慢，易泛化，大脑皮层内兴奋灶不稳定。初生婴儿活动受皮质下系统调控，动作缓慢且肌张力高，随神经系统成熟，逐渐转为大脑中枢调节。小儿脑耗氧量在基础状态下占总耗氧量的50%，远高于成人的20%，长期营养不足会影响脑部发育。

脊髓在出生时已相对成熟，重2~6g，2岁时接近成人重量。脊髓下端位置随年龄增长而上移，新生儿期位于第二腰椎下缘，4岁时移至第一腰椎，进行腰椎穿刺时需特别注意。胎儿期脊髓发育较为完善，出生后即具备一系列原始反射，如觅食、吸吮、吞咽、拥抱、握持等。

综上所述，小儿神经系统与脊髓的发育均呈现早期快速且逐渐成熟的特点。神经系统从出生时的不完善到逐渐分化完成，髓鞘化过程至关重要，影响着神经冲动的传导与大脑皮层兴奋灶的形成。脊髓则在出生时已具备基本功能，并随年龄增长而逐渐完善。在此期间，营养状况对神经系统的发育至关重要，长期缺乏会导致发育落后。

第二节 癫 痫

一、定义

癫痫，俗称"羊角风"，是小儿时期常见的一种病因复杂的、反复发作的神经系统综合征。它是由阵发性、暂时性脑功能紊乱所致的惊厥发作，表现为反复发作的肌肉抽搐，意识、感觉及情感等方面短暂异常。

二、病因病机

(一)西医病因病机

1.遗传因素：遗传因素在儿童癫痫的发病中起着重要作用。某些基因突变和遗传性疾病可能导致癫痫的发生。

2.脑内结构异常：先天性脑发育畸形，如无脑回畸形、巨脑回畸形等，可能导致癫痫发作。围产期脑损伤，如产伤、窒息、颅内出血、缺氧缺血性脑病等，也是癫痫的常见病因。

3.诱发因素：高热、感染、外伤、精神刺激等外部因素可能诱发癫痫发作。

(二)中医病因病机

1.顽痰内伏:痰浊内生,阻滞经络,蒙蔽清窍,导致癫痫发作。

2.暴受惊恐:突然受到惊吓或恐惧,导致心神失守,气机逆乱,进而引发癫痫。

3.惊风频发:惊风反复发作,损伤脑络,导致癫痫发作。

4.外伤血瘀:头部外伤导致血瘀阻络,气血运行不畅,进而引发癫痫。

三、临床表现

(一)西医症状

1.全面强直阵挛发作(大发作):表现为突然神志丧失、全身强直阵挛性抽搐、呼吸暂停、口吐白沫、四肢抽动,可能伴有舌咬伤和尿失禁。持续1~5min后抽动停止,入睡,醒后头痛、无力,对发作无记忆。

2.单纯部分发作:表现为病灶对侧口角、眼睑、手指、足趾或一侧面部及肢体末端短阵性抽搐或麻木、刺痛。抽搐有时可由手指至上肢扩展到对侧,症状持续数分钟以上,发作时意识不丧失。

3.复杂部分发作:伴有意识障碍,表现为精神运动性发作,如幻觉、错觉、记忆障碍等。

4.失神发作(小发作):表现为突然发生和突然中止的短暂意识障碍,不伴有抽动。在发作的时候患儿会静止不动,脸色略有苍白,言语活动暂停,手不能握住物品,有时会站不稳。发病频繁,智力正常,一般持续2~15s。

5.癫痫持续状态:癫痫发作持续30min以上,或连续多次发作,发作间期意识不恢复。这种状态可能导致严重的脑损伤和死亡。

(二)中医证型

1.惊痫

证候：面色时红时白，惊惕不安，睡眠不宁，发作时突然仆倒，神志丧失，四肢抽搐，两目上视或斜视，口吐白沫，大小便失禁。舌质淡红，苔薄白，脉弦滑。

2.痰痫

证候：发作时突然仆倒，神志不清，喉中痰鸣，口吐涎沫，或口中有异声，四肢抽搐不甚明显，或仅见手部细微颤动。平时面色晦暗，胸闷纳呆，大便不实。舌质淡红，苔腻，脉滑。

3.风痫

证候：面色时青时白，时作眩晕，发作前多有先兆症状，如头晕、胸闷等。发作时突然仆倒，神志丧失，四肢抽搐，两目上视或斜视，颈项强直，牙关紧闭，口吐白沫。发作后头痛、乏力。舌质淡红，苔薄白，脉弦紧。

4.瘀血痫

证候：多有头部外伤史，发作时突然仆倒，神志丧失，四肢抽搐，两目上视或斜视，口吐白沫，或有吼叫。平时可见头痛、健忘、失眠、心悸等症状。舌质紫暗或有瘀斑，苔薄白，脉涩或弦。

5.脾虚痰盛

证候：面色萎黄，食欲不振，脘腹胀满，大便不实。发作时突然仆倒，神志丧失，四肢抽搐，两目上视或斜视，口吐白沫。平时痰多，喉中痰鸣。舌质淡红，苔腻，脉滑。

6.脾肾两虚

证候：面色㿠白，形寒肢冷，腰膝酸软，夜尿清长。发作时突然仆倒，神志丧失，四肢抽搐，两目上视或斜视，口吐白沫。平时精神萎靡，记忆力减退。舌质淡红，苔薄白，脉沉细无力。

四、诊断

1.痫性发作需要与各种发作性疾病鉴别：如癔症、晕厥、短暂性脑缺血发作等，这些疾病在发作时也可能出现类似癫痫的症状，但发病机制和治疗原则不同。

2.症状性癫痫及癫痫综合征的病因鉴别：需要通过详细询问病史、体格检查、脑电图、影像学检查等手段，确定癫痫的病因和类型，以便制定合适的治疗方案。

五、治疗

（一）西医治疗

西医治疗癫痫主要包括药物治疗、手术治疗和神经调控治疗等。药物治疗是首选方法，常用药物包括卡马西平、丙戊酸钠、苯妥英钠等。对于药物难治性癫痫，可以考虑手术治疗或神经调控治疗。

（二）中医治疗

1.惊痫

治法：镇惊安神，豁痰开窍。

方药：镇惊丸加减。常用药物包括茯神、远志、石菖蒲、琥珀、胆南星等。

2.风痫

治法：熄风止痉，开窍定痫。

方药：定痫丸加减。常用药物包括天麻、钩藤、全蝎、僵蚕、胆南星等。

3.痰痫

治法：豁痰开窍，熄风定痫。

方药:导痰汤加减。常用药物包括半夏、陈皮、茯苓、甘草、胆南星等。

4.瘀血痫

治法:活血化瘀,通窍定痫。

方药:通窍活血汤加减。常用药物包括桃仁、红花、赤芍、川芎、麝香等。

5.脾虚痰盛

治法:健脾化痰,开窍定痫。

方药:六君子汤合涤痰汤加减。常用药物包括党参、白术、茯苓、甘草、半夏、陈皮等。

6.脾肾两虚

治法:健脾补肾,开窍定痫。

方药:右归丸合六君子汤加减。常用药物包括熟地黄、山药、山茱萸、枸杞子、菟丝子、党参、白术等。

第三节 惊 厥

一、惊厥

(一)定义

惊厥,俗称"抽风"或"惊风",是儿科临床中常见的一种急症。表现为全身或局部骨骼肌群突然发生不自主收缩,通常伴随意识丧失、眼球上翻、凝视或斜视、牙关紧闭、口吐白沫以及呼吸暂停等症状。由于神经系统发育不完善,惊厥在婴幼儿中尤为常见,且往往与严重的原发疾病相关联,因此需要及时识别和处理。

(二)病因病机

1.感染性病因

(1)颅内感染

①脑膜炎:由细菌、病毒、真菌等病原体引起的脑膜炎症,常伴随高热、头痛、呕吐等症状,严重时可导致惊厥。

②脑炎:病原体直接侵犯脑组织引起的炎症,除上述症状外,还可能出现意识障碍、偏瘫等严重表现。

③脑脓肿:细菌引起的脑内化脓性感染,形成脓肿,压迫脑组织,引发惊厥。

(2)颅外感染

①热性惊厥:是婴幼儿最常见的惊厥类型,通常与上呼吸道感染、肺炎等感染性疾病相关。在体温急剧升高时,神经系统受到刺激,导致惊厥发作。

②感染中毒性脑病:由细菌、病毒等病原体产生的毒素直接作用于中枢神经系统,引起脑实质损害,导致惊厥。常见于败血症、中毒性痢疾等疾病。

2.非感染性病因

(1)颅内疾病

①颅脑损伤与出血:包括产伤、外伤性颅内出血等,这些因素可直接损伤脑组织,引发惊厥。

②先天发育畸形:如脑积水、小头畸形等,这些畸形可能影响脑组织的正常发育和功能,导致惊厥。

③颅内占位性病变:如脑肿瘤、脑囊肿等,它们压迫脑组织,引起颅内压增高,进而引发惊厥。

(2)颅外(全身性)疾病

①缺氧缺血性脑病:新生儿窒息、一氧化碳中毒等导致的脑组

织缺氧缺血,可引起惊厥。

②代谢性疾病。

水、电解质紊乱:如低钠血症、高钠血症、低钙血症等,这些电解质紊乱可影响神经肌肉的兴奋性,导致惊厥。

肝、肾功能衰竭和 Reye 综合征:肝肾功能严重受损时,体内代谢废物和毒素无法排出,影响神经系统功能,引发惊厥。Reye 综合征则是一种与病毒感染和阿司匹林使用相关的急性脑病,常伴有惊厥。

遗传代谢性疾病:如苯丙酮尿症、甲基丙二酸血症等,这些疾病导致体内代谢异常,产生有毒物质,损害神经系统,引发惊厥。

中毒:如铅中毒、汞中毒、食物中毒等,毒素直接作用于神经系统,导致惊厥。

惊厥的病因多种多样,且往往与严重的原发疾病相关联。因此,在处理惊厥时,除了迅速控制惊厥症状外,还需要积极寻找并治疗原发疾病。同时,由于惊厥可能导致脑损伤、智力障碍等严重后果,因此家长和医护人员应高度重视,及时识别并处理惊厥症状。在日常生活中,家长应密切关注孩子的健康状况,一旦发现异常表现,应及时就医并告知医生孩子的详细病史和症状,以便医生能够作出准确的诊断和治疗。

二、热性惊厥(急惊风)

(一)定义

热性惊厥(Febrile Seizures),俗称"急惊风",是儿科临床中常见的一种病状。是指在体温骤然升高,达到或超过一定阈值(通常为38℃)时发生的惊厥。这种惊厥通常表现为全面性强直或强直-阵挛发作,持续数分钟后发作停止。热性惊厥是小儿时期最常见的惊厥性疾病,多发于6个月至3岁间的患儿,6岁以后发作多可以自行缓解,少数可以延续数年。

(二)病因病机

1.西医病因病机

热性惊厥的西医病因病机尚未完全明确,但普遍认为与以下三大因素相关:

(1)未成熟脑:婴幼儿的大脑发育尚未成熟,神经系统的兴奋性和抑制性不平衡,容易受到外界刺激的影响,从而引发惊厥。

(2)发热:发热是热性惊厥的直接触发因素。当体温升高时,神经系统的兴奋性增强,容易导致惊厥发作。

(3)遗传易感性:热性惊厥具有一定的家族遗传性,某些基因变异可能增加个体对热性惊厥的易感性。

2.中医病因病机

中医认为,急惊风多见于外感热病,其病因病机主要包括外感时邪、内蕴湿热、暴受惊恐等方面。

(1)外感时邪:外感风热、风寒等邪气,侵袭肺卫,郁而化火,热极生风,引动肝风,导致惊厥发作。

(2)内蕴湿热:饮食不节、过食肥甘厚腻等导致湿热内蕴,郁而化火,痰火湿浊蒙蔽心包,引动肝风,引发惊厥。

(3)暴受惊恐:突然受到惊吓或恐吓,导致气机逆乱,神志不宁,痰涎上壅,蒙蔽清窍,引动肝风,发生惊厥。

(三)临床表现

1.西医症状

热性惊厥的西医症状主要包括:

(1)体温升高,通常超过38℃。

(2)突然出现四肢抽搐、双眼上翻、口吐白沫、牙关紧闭等症状。

(3)意识丧失,对周围刺激无反应。

(4)惊厥发作后,患儿可能感到疲倦、嗜睡或烦躁不安。

2.中医证型

根据中医理论,热性惊厥可分为以下几种证型:

(1)风热动风

证候:发热,头痛,咳嗽,咽红,惊厥发作。舌红苔黄,脉浮数。

(2)气营两燔

证候:高热不退,口渴烦躁,惊厥频作,神昏谵语。舌红绛,苔黄糙,脉细数。

(3)邪陷心肝

证候:高热不退,惊厥抽搐频繁,甚至持续不止,神志昏迷。舌红苔黄腻,脉弦数或滑数。

(4)湿热疫毒

证候:发热,头身困重,胸闷脘痞,惊厥发作。舌红苔黄腻,脉濡数。

(5)惊恐惊风

证候:因惊恐而突然抽搐,面色时青时白,惊惕不安,睡眠不宁。舌淡红,苔薄白,脉弦数。

(四)诊断

1.诊断要点

热性惊厥的诊断要点主要包括:

(1)患儿在发热过程中出现惊厥发作。

(2)惊厥发作表现为全面性强直或强直-阵挛发作。

(3)惊厥发作后,患儿意识迅速恢复,无中枢神经系统异常。

(4)排除颅内感染和其他导致惊厥的器质性病变。

2.鉴别诊断

热性惊厥需要与以下疾病进行鉴别诊断：

(1)癫痫：虽然热性惊厥与癫痫在某些症状上相似，但热性惊厥有明确的发热诱因，且随着急性疾病的好转而自然消失；而癫痫则无发热诱因，且反复发作。

(2)颅内感染：如脑膜炎、脑炎等颅内感染也可引起惊厥发作，但通常伴有明显的中枢神经系统异常和感染症状。

(3)低钙血症：低钙血症也可引起抽搐症状，但通常无发热表现，且血钙水平低下。

(五)治疗

1.西医治疗

(1)发作急性期处理

一般治疗：将患儿平卧，头偏向一侧，保持呼吸道通畅，避免呕吐物吸入气管引起窒息。同时，可用纸巾或毛巾擦去分泌物，防止舌咬伤。

终止发作：对于持续发作的惊厥，可使用镇静及抗惊厥药物如地西泮、苯巴比妥等迅速止惊。同时，应积极进行降温处理，如使用布洛芬等退热药或物理降温方法降低体温。

(2)热性惊厥的预防

对于有热性惊厥史的患儿，在发热初期应密切监测体温变化，及时采取物理降温或药物降温措施控制体温上升。

增强患儿免疫力，预防感染性疾病的发生。

对于频繁发作或长时间发作的热性惊厥患儿，可考虑长期口服抗癫痫药物如丙戊酸钠等进行预防治疗。

2.中医治疗

针对热性惊厥的不同中医证型，可采用相应的中药方剂进行治疗。

(1)风热动风

治法:疏风清热,熄风定惊。

方药:银翘散加减。常用药物包括金银花、连翘、薄荷、荆芥穗、淡豆豉、牛蒡子、桔梗、淡竹叶、芦根、甘草等。

(2)气营两燔

治法:清气凉营,熄风开窍。

方药:清营汤加减。常用药物包括犀角(水牛角代)、生地黄、玄参、竹叶心、麦冬、丹参、黄连、银花、连翘等。

(3)邪陷心肝

治法:清心开窍,平肝熄风。

方药:羚角钩藤汤加减。常用药物包括羚羊角(水牛角代)、钩藤、桑叶、菊花、生地、白芍、川贝母、竹茹、茯神、甘草等。

(4)湿热疫毒

治法:清热化湿,解毒熄风。

方药:甘露消毒丹加减。常用药物包括飞滑石、淡黄芩、绵茵陈、石菖蒲、川贝母、木通、藿香、连翘、白蔻仁、薄荷、射干等。

(5)惊恐惊风

治法:镇惊安神,平肝熄风。

方药:琥珀抱龙丸加减。常用药物包括琥珀、天竺黄、檀香、人参、茯苓、枳壳、枳实、胆南星、朱砂等。

第四节 脑性瘫痪

一、定义

脑性瘫痪,中医称为"五迟五软",是一种由于出生前、出生时或出生后早期某些原因导致的非进行性脑损伤综合征。主要表现为中枢性运动障碍和姿势异常，可伴有智力低下、癫痫、感知觉障碍、语言障碍及精神行为异常等。五迟是指立迟、行迟、语迟、发迟、齿迟，五软是指头项软、口软、手软、足软、肌肉软，均属于小儿生长发育障碍病证。

二、病因病机

(一)西医病因病机

1.遗传和染色体疾病：遗传因素在脑性瘫痪的发病中起重要作用，某些染色体异常疾病也可能导致脑性瘫痪。

2.先天性感染：如巨细胞病毒、弓形虫等病原体在胎儿期感染，可能导致脑性瘫痪。

3.脑发育畸形或发育不良：脑组织结构异常或发育不全也是脑性瘫痪的重要原因。

4.胎儿脑缺血缺氧：如宫内窘迫、脐带绕颈、胎盘早剥等因素导致胎儿脑缺血缺氧，进而引发脑性瘫痪。

5.围产期因素：早产、低出生体重、产伤、窒息、核黄疸等围产期因素也是脑性瘫痪的常见原因。

(二)中医病因病机

中医认为，脑性瘫痪(五迟五软)的病因病机主要涉及先天禀赋不足和后天失养两个方面。先天因素如父母精血不足、胎元失养等，后天因素如护理不当、喂养失调、疾病影响等，均可能导致小儿生长发育迟缓、筋骨肌肉痿软无力。此外，中医认为脑性瘫痪还与肝肾亏虚、脾虚痰阻、瘀血阻络等病机有关。

三、临床表现

（一）西医症状

1. 基本表现

（1）运动发育落后和瘫痪肢体主动运动减少：脑性瘫痪患儿的运动发育明显迟缓于正常同龄儿，瘫痪肢体的主动运动减少或缺失。

（2）肌张力异常：患儿可能出现肌张力增高或降低，表现为肢体僵硬或松软无力。

（3）姿势异常：患儿的姿势稳定性差，常出现异常姿势，如尖足、剪刀步态等。

（4）反射异常：患儿可能出现原始反射延迟消失或病理性反射阳性。

2. 临床类型

（1）痉挛型：最常见，表现为肌张力增高、肢体僵硬、运动减少。

（2）手足徐动型：表现为不自主、无目的、不协调的运动。

（3）肌张力低下型：表现为肌张力明显降低、肢体松软无力。

（4）强直型：表现为铅管样或齿轮样肌张力增高。

（5）共济失调型：表现为平衡障碍、步态不稳、协调性差。

（6）震颤型：表现为持续性震颤。

（7）混合型：以上两种或多种类型症状同时存在。

（二）中医证型

1. 肝肾亏虚

证候：筋骨痿弱，发育迟缓，智力低下，牙齿生长缓慢，行走不稳。舌淡苔少，脉沉细无力。

2.肝肾两亏

证候:与肝肾亏虚类似,但症状可能更为严重,包括生长发育严重迟缓、智力低下明显等。

3.肝强脾弱

证候:肢体强直、痉挛、抽搐,同时伴有食欲不振、腹胀便溏等脾虚症状。

4.痰瘀阻络

证候:肢体麻木、疼痛、活动不利、舌质紫暗或有瘀斑。苔腻,脉弦涩。

四、诊断

脑性瘫痪的诊断主要依据患儿的病史、临床表现和辅助检查。病史方面,应详细询问患儿的出生史、生长发育史、疾病史等。临床表现方面,应注意观察患儿的运动发育、肌张力、姿势、反射等。辅助检查方面,可进行头颅CT、MRI等影像学检查以及脑电图、肌电图等电生理检查以辅助诊断。

五、治疗

(一)西医治疗

1.治疗原则

早期发现,早期诊断,早期治疗;综合治疗与个体化治疗相结合;促进患儿运动功能恢复和生活质量提高。

2.主要治疗措施

(1)功能训练

①体能运动训练:通过专业的体能训练,提高患儿的肌肉力量和协调性,改善运动功能。

②技能训练:包括日常生活技能、学习技能等,旨在提高患儿的自理能力和社会适应能力。

③语言训练:针对存在语言障碍的患儿进行语言训练,促进其语言能力的恢复和发展。

(2)矫形器的应用

根据患儿的具体情况,选择合适的矫形器以纠正异常姿势、预防畸形发生。

(3)手术治疗

对于某些严重的畸形或功能障碍,可考虑手术治疗以改善患儿的预后。

(4)其他

包括药物治疗(如抗癫痫药物、肌肉松弛剂等)、物理疗法(如电疗、磁疗等)以及心理治疗等。

(二)中医辨证论治

1.肝肾亏虚

治法:补肾养肝,强筋壮骨。

方药:加味六味地黄丸加减。常用药物包括熟地、山萸肉、山药、泽泻、茯苓、丹皮、鹿茸、五加皮等。

2.肝肾两亏

治法:同肝肾亏虚,用药量更重,以加强补益肝肾之力。

方药:在加味六味地黄丸的基础上,可酌情增加枸杞子、菟丝子、杜仲等补益肝肾。

3.肝强脾弱

治法:平肝熄风,健脾益气。

方药:钩藤饮加减。常用药物包括钩藤、天麻、僵蚕、全蝎、党参、白术、茯苓等。

4.痰瘀阻络

治法:化痰祛瘀,通络止痛。

方药:身痛逐瘀汤加减。常用药物包括秦艽、川芎、桃仁、红花、甘草、羌活、没药、当归、五灵脂、香附、牛膝、地龙等。

第五节 病毒性脑炎

一、定义

病毒性脑炎是由各种病毒引起的颅内急性炎症性病变,可以累及脑膜和脑实质,是严重影响世界公共卫生的主要疾病之一。病毒侵犯中枢神经系统后,常引发急性发病,若治疗不及时,可加重致死致残率,也可能出现复发性感染。

二、病因病机

(一)西医病因病机

1.病因:80%以上的病毒性脑炎是由肠道病毒引起,如柯萨基病毒、埃可病毒等;其次为虫媒病毒(如乙型脑炎病毒)、腮腺炎病毒和疱疹病毒等。其他病毒如脊髓灰质炎病毒、腺病毒、EB病毒、淋巴细胞性脉络丛脑膜炎病毒等也可致病。

2.发病机制:病毒自呼吸道、胃肠道或经昆虫叮咬侵入人体,在淋巴系统内繁殖后经血循环(病毒血症期)到达各脏器,在入侵中枢神经系统前即可有发热等全身症状。但在神经系统症状出现时,病毒血症就消失。此外,病毒亦可经嗅神经或其他周围神经到达中枢神经系统。中枢神经系统的病变可以是病毒直接损伤的结果,也可是"感染后"的"过敏性"脑炎改变,导致神经脱髓鞘病变、血管及血管周围的损伤。

（二）中医病因病机

1.卫气营血传变：中医认为，病毒性脑炎多因湿热或湿热病邪外袭，逆传心营所致。疾病初期，病邪侵袭卫分，表现为发热、恶寒、头痛等感冒症状；随着病情发展，病邪传入气分，出现高热、汗出、口渴等症状；若病情进一步恶化，热入营血，则可见神昏、发热、出血、发斑等重症表现。

2.热痰风的演变：在病毒性脑炎的发病过程中，热邪贯穿始终，可煎灼津液成痰，阻滞经络；同时，热极生风，可引发抽搐、惊厥等症状。因此，热、痰、风是病毒性脑炎中医病因病机中的重要因素。

三、临床表现

（一）西医症状

1.病毒性脑膜炎

病毒性脑膜炎主要表现为脑膜刺激症状，如剧烈头痛、发热、呕吐、颈项强直等。患者还可能出现全身不适、咽痛、肌肉疼痛、腹痛、腹泻等症状。

2.病毒性脑炎

（1）早期症状：病前1~3周多有上呼吸道及胃肠道感染史、接触动物或昆虫叮咬史。患儿呈急性或亚急性起病，主要表现为脑实质损害及颅内高压。首发症状多有不同程度的发热、意识障碍，轻者出现表情淡漠、嗜睡，重者神志不清、谵妄、昏迷。较大儿童早期多出现精神障碍。

（2）颅内高压症状：表现为头痛、呕吐、局限性或全身性抽搐，严重者引起脑疝，甚至呼吸、循环衰竭死亡。

（3）运动感觉障碍：由于中枢神经系统受损部位不同而出现不

同的局限性神经系统体征,如单侧瘫、双侧瘫、偏瘫、截瘫、多发性神经根炎、颅神经受损、小脑共济失调、不自主动作等。

(4)精神症状:患者可能出现精神行为异常,如幻觉、记忆障碍、反应迟钝等,以及失语、偏瘫、癫痫等神经系统症状。

(二)中医证型

1. 痰热壅盛

证候:突然发病,体温急剧升高,高烧不退。患者可能出现神志混乱,表现为语无伦次、胡言乱语,或者陷入昏迷状态。此外,颈背部肌肉可能出现强直,身体会发生抽搐的情况。

2. 痰蒙清窍

证候:病情缓慢发展,患者可能呈现精神抑郁的状态,表现为面部表情淡漠、目光呆滞,甚至可能自言自语。在生活方面,患者可能出现饮食减少、小便失禁的情况。

3. 痰瘀阻络

证候:患者出现神志不清的症状,可能会伴随着肢体麻木的感觉,甚至有可能发展成瘫痪或出现面部瘫痪和斜视的情况。

四、诊断

(一)病毒性脑炎的诊断

病毒性脑炎的诊断主要依据患者的病史、临床表现、实验室检查和影像学检查。

1. 病史询问:医生会询问患者的病史,包括近期是否有接触过感染病毒的人或动物,是否有旅行史等,这些信息可以帮助医生初步判断是否存在病毒性脑炎的可能性。

2. 体格检查:医生会对患者进行全面的体格检查,包括神经系统检查和体温测量等。如果发现患者有明显的神经系统症状,如意识障碍、抽搐、肢体无力等,或者体温升高超过正常范围,需要进一步考虑是否存在病毒性脑炎的可能性。

3.实验室检查:医生可以通过血液、脑脊液等样本的实验室检查来确定是否存在病毒感染。例如,通过PCR技术检测血液或脑脊液中的病毒核酸可以快速准确地诊断出病毒性脑炎。此外,还可以进行血清学检测,检测血液中的抗体水平来确定是否曾经感染过某种病毒。

4.影像学检查:医生可以通过头颅CT或MRI等影像学检查来观察患者的脑部情况。在病毒性脑炎患者中,可以看到脑部水肿、出血等异常表现。

(二)鉴别诊断

在诊断病毒性脑炎时,还需要与其他疾病进行鉴别诊断,以确保诊断的准确性。

1.颅内其他病原感染:如细菌性脑膜炎、结核性脑膜炎、真菌性脑膜炎等。这些疾病与病毒性脑炎在临床表现上有相似之处,但病原体不同,治疗方法也不同。因此,需要通过实验室检查和影像学检查进行鉴别诊断。

2.REYE综合征:即瑞氏综合征,是一种严重的药物不良反应,主要表现为急性脑病合并内脏脂肪变性。该综合征与病毒性脑炎在临床表现上有一定相似性,但病因和发病机制完全不同。REYE综合征通常与服用某些药物(如水杨酸盐类)有关,而病毒性脑炎则是由病毒感染引起的。

五、治疗

(一)西医治疗

1.维持水、电解质平衡与合理营养供给:确保患者体内水分和电解质的平衡，同时提供合理的营养支持，以维持患者的生命体征和生理功能。

2.控制脑水肿和颅内高压：使用甘露醇等脱水剂降低颅内压，以缓解脑水肿和颅内高压引起的症状。

3.控制惊厥发作：对于出现惊厥发作的患者，应使用抗癫痫药物进行控制，以防止惊厥对大脑的进一步损伤。

4.呼吸道和心血管功能的监护与支持：密切监测患者的呼吸道和心血管功能，必要时给予相应的支持和治疗，以确保患者的生命体征稳定。

5.抗病毒药物：虽然抗病毒药物的疗效尚难肯定，但在某些情况下仍可使用阿昔洛韦、更昔洛韦等抗病毒药物进行治疗，以抑制病毒的复制和扩散。

(二)中医治疗

1.痰热壅盛

治法：清热化痰，开窍醒神。

方药：可选用黄连解毒汤合安宫牛黄丸加减。黄连解毒汤具有清热解毒的功效，安宫牛黄丸则能开窍醒神，二者合用可清热化痰、开窍醒神。

2.痰蒙清窍

治法：豁痰开窍，醒神苏厥。

方药：可选用涤痰汤加减。涤痰汤具有豁痰开窍的功效，可用于治疗痰蒙清窍所致的病毒性脑炎。

3.痰瘀阻络

治法：活血化瘀，化痰通络。

方药：可选用身痛逐瘀汤加减。身痛逐瘀汤具有活血化瘀、通络止痛的功效，可用于治疗痰瘀阻络所致的病毒性脑炎。

第八章　传染性疾病

第一节　小儿传染病概述

一、传染病的基本特征

传染病是由各种病原体引起的能在人与人、动物与动物或人与动物之间相互传播的一类疾病。其基本特征包括：

1. 有病原体：每种传染病都有其特异的病原体，如病毒、细菌、真菌、寄生虫等。

2. 有传染性：传染病能够在人群中传播，造成流行。

3. 有流行病学特征：传染病的发生和流行具有一定的规律和特征，如季节性、地方性、人群易感性等。

4. 有感染后免疫：人体感染某种病原体后，会产生针对该病原体的特异性免疫，从而获得一定的免疫力。

二、传染病病程发展的阶段性

传染病的病程发展通常具有阶段性，一般经历四个阶段：

1. 潜伏期：指病原体侵入人体至最早出现临床症状的这段时间。潜伏期的长短因病原体和人体免疫状态而异。

2. 前驱期：从起病至开始出现该病明显症状为止的阶段。此期症状多不明显,但部分传染病有特异的前驱症状。

3. 症状明显期:出现该传染病所特有的症状、体征,如高热、皮疹、肝脾肿大等。此期易发生并发症。

4. 恢复期:症状及体征逐步消失,机体功能逐渐恢复。部分传染病在恢复期可能留下后遗症。

三、传染病的流行环节

传染病的流行必须具备三个基本环节:

1. 传染源:指能够散播病原体的人或动物。在大多数传染病中,病人是传染源,但在某些传染病中,如乙型肝炎、艾滋病等,病原携带者也是重要的传染源。

2. 传播途径:病原体离开传染源到达另一个易感者的途径。常见的传播途径包括空气飞沫传播、水与食物传播、虫媒传播、接触传播等。

3. 易感人群:指对某种传染病缺乏特异性免疫力的人群。易感人群的存在是传染病发生和流行的必要条件。

第二节 麻 疹

一、定义

小儿麻疹是由麻疹病毒感染引起的急性呼吸道传染病,具有高度传染性。麻疹病毒主要通过飞沫传播,也可通过污染的日用品、衣物等间接传播。麻疹以发热、结合膜炎、流泪羞明、麻疹黏膜斑和全身斑丘疹为特征,疹退后有糠麸样脱屑及棕色色素沉着。

二、病因病机

(一)西医病因病机

1.病因

麻疹是由麻疹病毒感染引起的。麻疹病毒只有一个血清型,抗原性稳定,人是唯一宿主。

2.发病机制

麻疹病毒通过呼吸道鼻咽部进入人体后,在局部呼吸道黏膜及附近淋巴组织内繁殖,同时有少量病毒侵入血液,引起第一次毒血症。此后病毒在全身单核-吞噬细胞系统继续复制,感染后第5~7d再大量进入血液,引起第二次病毒血症。病毒播散至全身组织器官,进而造成皮肤、眼结合膜、呼吸道和其他器官的损害。

(二)中医病因病机

麻疹的主要病因是感受麻毒时邪,病变部位主要在肺脾二脏,严重者常累及心肝。其基本病理改变为麻毒时邪由表及里,内犯肺脾,外泄肌肤。

三、临床表现

(一)西医症状

1.典型麻疹

(1)潜伏期:一般为10~14d,亦有短至1周左右。在潜伏期内可有轻度体温上升。

(2)前驱期:也称发疹前期,一般为3~4d。这一期的主要表现类似上呼吸道感染症状。

①发热:见于所有病例,多为中度以上发热。

②卡他症状:包括咳嗽、流涕、流泪、咽部充血等,以眼症状突

出,如结膜发炎、眼睑水肿、眼泪增多、畏光、下眼睑边缘有一条明显充血横线(Stimson线)。

③Koplik斑:在发疹前24~48h出现,为直径约1.0mm灰白色小点,外有红色晕圈,开始仅见于对着下臼齿的颊黏膜上,但在一天内很快增多,可累及整个颊黏膜并蔓延至唇部黏膜。黏膜疹在皮疹出现后即逐渐消失,可留有暗红色小点。

④其他症状:偶见皮肤荨麻疹,隐约斑疹或猩红热样皮疹,在出现典型皮疹时消失;部分病例可有一些非特异症状,如全身不适、食欲减退、精神不振等,婴儿可有消化系统症状。

(3)出疹期:多在发热后3~4d出现皮疹。体温可突然升高至40~40.5℃,皮疹开始为稀疏不规则的红色斑丘疹,疹间皮肤正常,始见于耳后、颈部、发际边缘,24h内向下发展,遍及面部、躯干及上肢,第三天皮疹累及下肢及足部。病情严重者皮疹常融合,皮肤水肿,面部浮肿变形。大部分皮疹压之褪色,但亦有出现瘀点者。全身有淋巴结肿大和脾肿大,并持续几周。此期肺部有湿性啰音,X线检查可见肺纹理增多。疾病极期特别是高热时常有谵妄、激惹及嗜睡状态,多为一过性,热退后消失。

(4)恢复期:出疹3~4d后皮疹开始消退,消退顺序与出疹时相同。在无合并症发生的情况下,食欲、精神等其他症状也随之好转。疹退后,皮肤留有糠麸状脱屑及棕色色素沉着,7~10d痊愈。

2.非典型麻疹

(1)轻型麻疹:多见于曾接种过麻疹疫苗或在潜伏期内曾接受过丙种球蛋白,或8个月以下从母体获得的抗体尚部分存在的婴儿。发热、眼结膜充血及上呼吸道症状轻,皮疹稀疏,色淡,消失快,疹退后无色素沉着或脱屑,麻疹黏膜斑不明显,病程约1周,无并发症。

(2)重型麻疹:多见于免疫力低下继发严重感染或原患有营养不良者。起病即呈现高热,且持续在40℃以上,全身中毒症状及呼吸道症状重,甚或谵妄、惊厥、昏迷等。皮疹密集或融合成片,呈紫蓝色出血性皮疹者,常有黏膜和消化道出血,或咯血、血尿、血小板减少等,又称为黑麻疹。部分患儿可表现皮疹少,色暗淡,或皮疹骤退、四肢冰冷、血压下降等,出现循环衰竭的表现。此型患儿常有肺炎、心力衰竭等并发症,死亡率高。

(3)异型麻疹:多见于接种麻疹灭活疫苗后4～6年,再次感染麻疹病毒者。表现为突然高热、头痛、肌痛或四肢浮肿,无麻疹黏膜斑;病后2～3d出疹,出疹顺序与正常顺序相反,从四肢远端开始,逐渐扩散到躯干、面部,皮疹呈多形性。

(二)中医证型

1.顺证

(1)邪犯肺卫(初热期)

证候:发热、咳嗽、喷嚏等类似感冒的表现,但发热渐高,目赤多泪,畏光羞明。于发病2～3d时,口腔出现麻疹黏膜斑。

(2)邪入肺胃(见形期)

证候:发热3～4d后进入见形期,此期高热起伏,咳嗽加剧,纳呆嗜睡,分批出疹。皮疹先见于耳后、发迹,渐遍及全身,最后达于手心与足心,3～4d出齐,并进入恢复期。

(3)阴津耗伤(收没期)

证候:恢复期皮疹按出疹顺序消退,疹退后皮肤见脱屑及色素沉着,体温渐降,全身症状随之好转。

2.逆证

(1)邪毒闭肺

证候:若麻毒内归于肺,或复感外邪侵袭于肺,灼津炼液成痰,痰热壅盛,肺气郁闭,则出现咳嗽、气喘、鼻扇的邪毒闭肺证。

(2)邪毒攻喉

证候:若麻毒时邪热盛,夹痰循经上攻咽喉,则出现犬吠样咳嗽、声音嘶哑的麻毒攻喉证。

(3)邪陷心肝

证候:若麻毒内陷厥阴,邪毒蒙蔽心包,引动肝风,则出现抽搐、昏迷的邪陷心肝证。

四、诊断

麻疹的诊断主要依据流行病学资料、临床表现以及实验室检查。在流行季节,特别是冬春季节,患儿出现典型的发热、咳嗽、流涕、眼结合膜炎及特征性口腔麻疹黏膜斑,随后出现全身斑丘疹,疹退后有糠麸样脱屑及棕色色素沉着,即可初步诊断为麻疹。实验室检查中,血清麻疹抗体检测阳性或麻疹病毒核酸检测阳性可确诊。对于非典型麻疹,需结合流行病学史、临床表现及实验室检查综合分析,以免误诊。

五、治疗

(一)西医治疗

1. 一般治疗:患儿应卧床休息,保持室内安静、温暖、空气新鲜,避免强光刺激。给予易消化、营养丰富的食物,保持口、鼻、眼的清洁。高热时可给予小剂量退热剂,但应避免体温骤降导致虚脱。

2. 对症治疗:针对咳嗽、咳痰等症状,可给予止咳、化痰药物。对于眼结膜炎,可使用眼药水或眼膏缓解眼部不适。对于皮肤瘙痒,可外用炉甘石或者止痒药膏。

3.并发症的治疗:麻疹易并发肺炎、喉炎、脑炎等严重并发症。一旦发生并发症,应积极治疗。如肺炎可使用抗生素控制感染,喉炎需保持呼吸道通畅,必要时行气管切开,脑炎则需降颅压、止惊、营养脑细胞等治疗。

(二)中医治疗

1.顺证

(1)邪犯肺卫

治法:辛凉透表,清宣肺卫。

方药:银翘散加减。银花、连翘清热解毒,竹叶、荆芥穗、淡豆豉辛凉透表,薄荷、牛蒡子疏风散热,桔梗、甘草宣肺利咽。

(2)邪入肺胃

治法:清热解毒,透疹达表。

方药:透疹凉解汤加减。桑叶、菊花、薄荷、连翘清热解毒,牛蒡子、蝉蜕、紫草透疹达表,丹皮、赤芍凉血活血,生甘草调和诸药。

(3)阴津耗伤

治法:养阴益气,清解余邪。

方药:沙参麦冬汤加减。沙参、麦冬、玉竹养阴润肺,桑叶、扁豆、花粉清热生津,甘草调和诸药。若余热未净,可加青蒿、鳖甲清退虚热。

2.逆证

(1)邪毒闭肺

治法:宣肺开闭,清热解毒。

方药:麻杏石甘汤合银翘散加减。麻黄宣肺平喘,杏仁降气止咳,石膏清热泻火,银花、连翘清热解毒,甘草调和诸药。若痰热壅盛,可加浙贝母、瓜蒌清热化痰。

(2)邪毒攻喉

治法:清热解毒,利咽消肿。

方药:清咽下痰汤合银翘散加减。玄参、桔梗、射干利咽消肿,山豆根、马勃清热解毒,银花、连翘清热解表,甘草调和诸药。若声音嘶哑,可加蝉蜕、木蝴蝶利咽开音。

(3)邪陷心肝

治法:平肝熄风,清心开窍。

方药:羚羊钩藤汤合紫雪丹加减。羚羊角(水牛角代)、钩藤平肝熄风,桑叶、菊花清热解表,生地、白芍养阴清热,竹茹、茯苓化痰宁心,紫雪丹清热开窍。若昏迷不醒,可加安宫牛黄丸清心开窍。

第三节 水 痘

一、定义

小儿水痘是一种由水痘-带状疱疹病毒初次感染引起的急性传染病,以发热及成批出现周身性红色斑丘疹、疱疹、痂疹为特征。该病具有高度传染性,主要通过飞沫或接触传播,感染后可获得持久的免疫力,但以后可能发生带状疱疹。

二、病因病机

(一)西医病因病机

1.病因

水痘-带状疱疹病毒是引起水痘的病原体,属于疱疹病毒科α亚科。该病毒在体外抵抗力弱,对热、酸和各种有机溶剂敏感。

2.发病机制

病毒经上呼吸道或眼结合膜侵入人体后,在局部黏膜及淋巴组织内繁殖,然后侵入血液形成病毒血症。如患者的免疫能力不能清除病毒,则病毒可到达单核-巨噬细胞系统内再次增殖后入血,引起各器官病变。主要损害部位在皮肤和黏膜,偶尔累及内脏。

(二)中医病因病机

中医认为,小儿水痘多因外感时邪病毒,内蕴湿热所致。湿热郁于肌表,发为水痘。病邪轻浅者,仅犯肺卫;病邪炽盛者,可内传气营,甚或邪陷心肝,出现变证。

三、临床表现

(一)西医症状

1.典型水痘

(1)潜伏期:一般为14d左右(10~20d)。

(2)前驱期:婴幼儿常无前驱症状或症状轻微,年长儿可有畏寒、低热、头痛、乏力及咽痛等表现,持续1~2d后出现皮疹。

(3)出疹期:发热数小时至24h出现皮疹,皮疹先于躯干和头部,后波及面部和四肢。初为红色斑疹,数小时变为丘疹,再数小时发展为疱疹。疱疹为单房性,疱液初清亮,呈珠状,后稍混浊,周围有红晕。1~2d后疱疹从中心开始干枯结痂,红晕消失。1周左右痂皮脱落,一般不留瘢痕。皮疹呈向心性分布,主要位于躯干,其次头面部,四肢相对较少,手掌、足底更少。黏膜也常受累,见于口咽部、眼结膜、外阴及肛门等处。皮疹分批出现,故可见丘疹、疱疹和痂疹同时存在。

(4)恢复期:水痘多为自限性疾病,10d左右可自愈。

2.重症水痘

全身症状重,皮疹密集,融合成大疱型或出血性水痘,或伴高热、肺炎、脑炎等严重并发症。

3.先天性水痘

孕妇分娩前6d患水痘可感染胎儿,出生后10d内发病。病情严重,病死率25%~30%。皮疹有时酷似带状疱疹的皮疹。

(二)中医证型

1.常证

(1)邪伤肺卫

证候:发热,皮肤黏膜出现红色斑丘疹、疱疹,疱液清亮,周围有红晕,伴有瘙痒。苔薄白,脉浮数。

(2)邪炽气营

证候:高热,烦躁不安,口渴欲饮,面红目赤,皮疹分布稠密,疹色紫暗,疱浆混浊,甚至可见出血性皮疹、紫癜。舌红或绛,苔黄糙而干,脉数有力。

2.变证

(1)邪陷心肝

证候:高热不退,神昏谵语,抽搐。舌红绛,苔黄糙,脉弦数。

(2)邪毒闭肺

证候:高热,咳嗽痰鸣,气急喘憋,鼻翼煽动,口唇紫绀。舌红,苔黄,脉洪数。

四、诊断

水痘的诊断主要依据流行病学史、临床表现和实验室检查。在流行季节,患儿出现典型的发热、皮疹等症状,结合与水痘患者的接触史,即可初步诊断为水痘。实验室检查中,血常规检查通常会发现白细胞总数正常或稍低,继发感染时白细胞总数可能偏高;疱疹刮片检查可发现多核巨细胞或核内包涵体;血清学检查可检测出水痘病毒特异性IgM抗体阳性。

五、治疗

(一)西医治疗

1.一般治疗:患儿应隔离至全部皮疹结痂为止,保持室内空气流通,供给足够水分和易消化食物。

2.对症治疗:皮肤瘙痒可局部使用炉甘石洗剂,必要时给予少量镇静剂。高热时可使用小剂量退热剂,但应避免使用阿司匹林等可能增加瑞氏综合征风险的药物。

3.抗病毒治疗:首选阿昔洛韦,应尽早使用,最好在出疹后2~3d内开始用药,推荐剂量为30mg/(kg·d),每8h给药1次(静滴≥1h),肾功不良者减至1/3~1/2量连用7d或停出新皮疹后48h为止。口服用药适于≥1岁无并发症者,口服剂量为20mg/(kg·次),每日4次,连用5d。皮疹局部可涂擦3%阿昔洛韦软膏或软膏。

4.并发症的治疗:如有细菌感染,应给予抗生素治疗。对于重症水痘或伴有并发症的患儿,需住院治疗。

(二)中医治疗

1.常证

(1)邪伤肺卫

治法:疏风清热,利湿解毒。

方药:银翘散加减。常用金银花、连翘、竹叶、牛蒡子、桔梗、车前子、六一散等。

(2)邪炽气营

治法:清气凉营,解毒化湿。

方药:清胃解毒汤加减。常用升麻、黄连、黄芩、石膏、牡丹皮、地黄、紫草、栀子等。

2.变证

(1)邪陷心肝

治法:清热解毒,熄风开窍。

方药:清瘟败毒饮加减。常用黄连、黄芩、栀子、石膏、知母、玄参、地黄、赤芍、牡丹皮、连翘、桔梗、竹叶、甘草等,并可加用至宝丹等开窍药物。

(2)邪毒闭肺

治法:宣肺开闭,清热解毒。

方药:麻杏石甘汤加减。常用炙麻黄、杏仁、前胡、黄连、黄芩、栀子、石膏、桑白皮、生甘草等。

第四节　流行性腮腺炎

一、定义

小儿流行性腮腺炎,中医称为"痄腮",俗称"蛤蟆瘟",是一种由腮腺炎病毒引起的急性呼吸道传染病。该病呈世界性分布,全年均可发病,但以冬春季为高峰。小儿流行性腮腺炎以腮腺肿大、疼痛为主要特征,常伴发脑膜炎、胰腺炎及睾丸炎等并发症。

二、病因病机

(一)西医病因病机

1.病因

流行性腮腺炎的病原体为流行性腮腺炎病毒,属于副黏液病毒科副黏液病毒属的单股RNA病毒。该病毒主要通过飞沫传播，也可通过直接接触感染者的唾液或污染的物品传播。

2. 发病机制

病毒侵入人体后，首先在上呼吸道黏膜上皮细胞和淋巴组织中繁殖，然后进入血液循环形成病毒血症，播散至腮腺和其他器官。病毒在腮腺中大量增殖，导致腮腺肿胀和疼痛。同时，病毒还可能侵犯神经系统、生殖系统等，引发相应的并发症。

(二)中医病因病机

中医认为，小儿流行性腮腺炎多因外感风温邪毒，壅阻少阳经脉，郁而不散，结于腮部所致。病邪轻浅者，仅犯少阳；病邪炽盛者，可内传气营，甚或邪陷心肝，出现变证。此外，小儿脏腑娇嫩，形气未充，易感外邪，且病情变化迅速，故易并发他症。

三、临床表现

(一)西医症状

1. 典型症状

(1)腮腺肿大：以耳垂为中心，向前、后、下发展，边缘不清，触之有弹性感及触痛，表面皮肤不发红。肿胀范围上缘可达颧骨弓，后缘达胸锁乳突肌，下缘延伸到颌下，达颈部。

(2)疼痛：腮腺局部胀痛和感觉过敏，张口和咀嚼时更明显。

(3)发热：发热持续时间不一，短者1~2d，少数可达2周。发热以中等度多见，低热与高热均少见，约20%体温始终正常。

(4)伴随症状：常有发热、食欲不振、全身无力、头疼、呕吐等。少数患儿早期并发脑膜炎，可出现脑膜刺激征。

2. 并发症

(1)神经系统并发症：如脑膜脑炎、脑炎、脑脊髓炎等。主要表现为发热、头疼、呕吐、嗜睡、颈强直,少数病例可有昏迷、惊厥。

(2)生殖系统并发症:如睾丸炎、卵巢炎等。睾丸炎多见于青少年或成人,表现为高热、睾丸肿痛等;卵巢炎发生率较低,临床症状也较轻。

(3)其他并发症:如胰腺炎、乳腺炎等。胰腺炎主要表现为上腹部疼痛、呕吐等;乳腺炎则多见于成年女性患者。

(二)中医证型

1.常证

(1)邪犯少阳

证候:腮部肿胀疼痛,发热恶寒,口苦咽干,食欲不振,小便黄赤。苔薄白或微黄,脉弦数。

(2)热毒壅盛

证候:腮部肿胀疼痛加剧,高热不退,烦躁口渴,咽红肿痛,便秘尿黄。舌红苔黄,脉洪数。

2.变证

(1)邪陷心肝

证候:高热不退,神昏谵语,抽搐惊厥,腮部肿胀疼痛。舌红绛,苔黄糙,脉弦数。

(2)毒窜睾腹

证候:腮部肿胀疼痛减轻后,出现睾丸或卵巢肿胀疼痛,发热不退。舌红苔黄,脉弦数。

四、诊断

小儿流行性腮腺炎的诊断主要依据流行病学史、临床表现和实验室检查。在流行季节,患儿出现腮腺肿大、疼痛等症状,结合与腮腺炎患者的接触史,即可初步诊断为流行性腮腺炎。实验室检查中,血常规检查通常会发现白细胞总数正常或稍低,淋巴细胞相对增多;血清淀粉酶和尿淀粉酶常升高;病毒分离和血清学检查可确诊。

五、治疗

(一)西医治疗

1. 一般治疗:患儿应隔离至腮腺肿胀完全消退为止。卧床休息,给予流质或半流质饮食,避免进食酸性食物。注意口腔卫生,保持口腔清洁。

2. 对症治疗:高热时可使用退热剂,但应避免使用阿司匹林等可能增加瑞氏综合征风险的药物。腮腺肿痛可使用冷敷或外敷药物缓解。

3. 抗病毒治疗:可使用利巴韦林等抗病毒药物,但疗效尚不确定。

4. 并发症的治疗:对于并发脑膜脑炎、睾丸炎、卵巢炎等的患儿,需给予相应的治疗。如脑膜脑炎需给予脱水降颅压、止惊等处理;睾丸炎需给予解热止痛药、局部冰敷、睾丸托起等处理;卵巢炎则需给予对症支持治疗。

(二)中医治疗

1. 常证

(1)邪犯少阳

治法:和解少阳,疏风清热。

方药:小柴胡汤加减。常用柴胡、黄芩、半夏、生姜、甘草、党参、大枣等药物。

(2)热毒壅盛

治法:清热解毒,软坚散结。

方药:普济消毒饮加减。常用黄芩、黄连、陈皮、甘草、玄参、柴胡、桔梗、连翘、板蓝根、马勃、牛蒡子、薄荷、僵蚕、升麻等药物。

2.变证

(1)邪陷心肝

治法:清热解毒,熄风开窍。

方药:清瘟败毒饮加减。常用石膏、知母、甘草、犀角(水牛角代)、生地、赤芍、丹皮、黄连、黄芩、栀子、桔梗、玄参、连翘、竹叶、甘草等药物,并可加用安宫牛黄丸等开窍药物。

(2)毒窜睾腹

治法:清肝泻火,活血止痛。

方药:龙胆泻肝汤加减。常用龙胆草、黄芩、栀子、泽泻、木通、车前子、当归、生地、柴胡、生甘草等药物。

第五节 手足口病

一、定义

手足口病(Hand, foot and mouth disease, HFMD)是一种由肠道病毒感染引起的急性传染病,主要发生在5岁以下的儿童,尤其是1~3岁的婴幼儿。该病以手、足、口腔等部位的疱疹或斑丘疹为主要特征,部分患儿可能伴有发热、咳嗽、流涕等症状。手足口病主要通过消化道、呼吸道和密切接触传播,传染性较强,常在夏秋季节流行。

二、病因病机

(一)西医病因病机

1.病因:手足口病是由多种肠道病毒引起的,主要包括柯萨奇病毒A组（如CV-A16）、肠道病毒71型（EV-A71）以及近年来逐渐增多的CV-A6、CV-A10等新型病毒。这些病毒通过消化道、呼吸道和密切接触等途径进入人体，引起感染。

2.发病机制：肠道病毒进入人体后，主要在上皮细胞内增殖，然后通过淋巴系统和血液循环播散至全身各部位。病毒在皮肤、黏膜等易感部位引发炎症反应，形成疱疹或斑丘疹。重症病例中，病毒可能侵犯神经系统、呼吸系统、循环系统等，导致严重的并发症。

（二）中医病因病机

中医认为，手足口病属于"温病""瘟疫"等范畴，其病因病机主要包括以下几个方面：

1.内因：小儿脏腑娇嫩，形气未充，卫外不固，易受外邪侵袭。

2.外因：感受手足口病时邪，即湿热、风热等外邪侵袭人体。

3.病机：邪侵肺脾，外透肌表。病位主要在肺脾，可波及心肝。湿热、风热之邪通过口鼻而入，内侵肺脾，导致肺气失宣、脾气失健，进而引发一系列症状。

三、临床表现

（一）西医症状

1.普通病例

（1）发热：多数患儿有发热症状，体温一般在38℃左右。

（2）皮疹：手、足、口腔、臀部等部位出现斑丘疹或疱疹，疱疹周围有炎性红晕，疱内液体较少。皮疹一般不痛不痒，不结痂、不留疤。

（3）其他症状：可伴有咳嗽、流涕、食欲不振、恶心、呕吐等症状。

2.重症病例

(1)神经系统受累：表现为精神差、嗜睡、易惊、头痛、呕吐、肢体抖动、肌无力、抽搐、颈项强直等。部分病例可能出现眼球震颤、共济失调等表现。

(2)呼吸、循环衰竭：表现为心率和呼吸增快、出冷汗、四肢末梢发凉、皮肤发花、血压升高。严重者可出现呼吸急促、口唇发绀、咯粉红色泡沫痰、血压降低或休克。

(3)其他并发症：少数患儿可能并发心肌炎、肺水肿、无菌性脑膜脑炎等并发症。

(二)中医证型

1.常证

(1)邪犯肺脾

证候：发热、咳嗽、流涕、食欲不振、恶心、呕吐，口腔内出现小水疱或溃疡，手、足、臀部出现斑丘疹或疱疹。舌苔白腻或微黄，脉浮数。

(2)心脾积热

证候：发热、口渴、烦躁、流涎拒食，手足、口舌部发生较多疱疹。舌尖红赤，苔黄腻，脉滑数。

(3)湿热蒸盛

证候：壮热、口渴、面赤心烦、溲赤便结，疱疹稠密，波及四肢、臀部。舌苔黄腻或厚腻，脉滑数。

(4)气阴两伤

证候：热退疹消后，出现精神萎靡、乏力、口干口渴、食欲不振等症状。舌质红少苔，脉细数。

2.变证

（1）邪陷厥阴

证候：高热不退、神昏谵语、抽搐惊厥、腮部肿胀疼痛等。舌红绛，苔黄糙，脉弦数。

（2）邪伤心肺

证候：呼吸急促、口唇发绀、咯粉红色泡沫痰、心率增快等心肺功能衰竭症状。舌质紫暗，苔白腻或黄腻，脉细数或促。

（3）湿热伤络

证候：在手足口病恢复期，部分患儿可能出现肢体痿软无力、甚或瘫痪等症状。舌苔薄白或微黄，脉细弱。

四、诊断

（一）诊断要点

1.流行病学史：发病前与手足口病患儿有直接或间接接触史。

2.临床表现：发热伴手、足、口、臀部皮疹，部分病例可无发热。极少数重症病例皮疹不典型，临床诊断困难，需结合病原学或血清学检查作出诊断。

3.实验室检查：血常规检查可能发现白细胞计数正常或降低；病原学检查可检测到CV-A16、EV-A71等肠道病毒特异性核酸阳性或分离到病毒；血清学检查可发现急性期与恢复期血清CV-A16、EV-A71等肠道病毒中和抗体有4倍以上的升高。

（二）鉴别诊断

1.水痘

水痘是由水痘-带状疱疹病毒引起的传染病，主要表现为全身皮肤分批出现斑丘疹、疱疹和结痂，呈向心性分布。而手足口病则主要在手、足、口腔等部位出现疱疹或斑丘疹,且皮疹分布不具有向心性。

2.疱疹性咽峡炎

疱疹性咽峡炎主要由柯萨奇病毒A组引起,表现为急性发热和咽峡部疱疹溃疡。虽然与手足口病有相似之处,但疱疹性咽峡炎的疱疹主要局限于咽峡部,而不涉及手、足、臀部等部位。

五、治疗

(一)西医治疗

1.普通病例

(1)一般治疗:注意隔离,避免交叉感染。保持口腔清洁,进食前后可用生理盐水漱口。对于发热、食欲不振等症状,给予对症治疗。

(2)抗病毒治疗:可使用利巴韦林等抗病毒药物进行治疗。但需注意,目前尚无特效抗病毒药物能完全清除病毒。

2.重症病例

(1)神经系统受累的治疗:控制颅内高压,给予镇静、止惊等处理。酌情应用糖皮质激素、免疫球蛋白治疗。对于出现抽搐等症状的患儿,需给予抗惊厥治疗。

(2)呼吸、循环衰竭的治疗:保持呼吸道通畅,给予吸氧等处理。出现呼吸衰竭时,需及时进行机械通气治疗。对于循环衰竭的患儿,需给予血管活性药物等支持治疗。

(3)恢复期治疗:加强营养支持,促进患儿身体恢复。对于出现神经系统后遗症的患儿,需给予康复治疗等处理。

(二)中医治疗

1.常证

(1)邪犯肺脾

治法:疏风解表,清热解毒。

方药:银翘散合普济消毒饮加减。常用金银花、连翘、薄荷、荆芥等疏风解表药物,以及黄芩、黄连、板蓝根等清热解毒药物。

(2)心脾积热

治法:清心泻脾,解毒透疹。

方药:导赤散合凉膈散加减。常用生地、木通、竹叶等清心泻火药物,以及连翘、栀子、黄芩等解毒透疹药物。

(3)湿热蒸盛

治法:清热利湿,解毒透疹。

方药:甘露消毒丹加减。常用滑石、茵陈、黄芩等清热利湿药物,以及连翘、射干、贝母等解毒透疹药物。

(4)气阴两伤

治法:益气养阴,健脾开胃。

方药:生脉散合四君子汤加减。常用人参、麦冬、五味子等益气养阴药物,以及党参、白术、茯苓等健脾开胃药物。

2.变证

(1)邪陷厥阴

治法:清热解毒,开窍醒神。

方药:清营汤合安宫牛黄丸加减。常用水牛角、生地、玄参等清热解毒药物,以及牛黄、麝香等开窍醒神药物。

(2)邪伤心肺

治法:益气养阴,泻肺平喘。

方药:生脉散合泻白散加减。常用人参、麦冬、五味子等益气养阴药物,以及桑白皮、地骨皮等泻肺平喘药物。

(3)湿热伤络

治法:清热利湿,活血通络。

方药:四妙勇安汤合补阳还五汤加减。常用金银花、玄参、当归等清热利湿药物,以及黄芪、川芎、地龙等活血通络药物。

第六节 幼儿急疹

一、定义

幼儿急疹是人类疱疹病毒6型(HHV-6)或人类疱疹病毒7型(HHV-7)引起的婴幼儿期急性发疹性传染病。临床以突起高热,持续3~5d,热退疹出为特点。本病四季均可发生,冬春季节发病率较高。发病年龄以6~18个月小儿居多。患儿多能顺利出疹,极少有并发症,预后良好。病后可获得持久免疫力。

本病皮疹形似麻疹,中医学称为"奶麻"。

二、病因病机

(一)西医病因病机

幼儿急疹病原体为人类疱疹病毒6型,也有10%为7型。无症状成人患者是本病传染源,经呼吸道飞沫传播。病毒经呼吸道侵入血液,产生病毒血症与临床体征。

(二)中医病因病机

为感受幼儿急疹时邪,其主要病变在肺脾。时邪经口鼻而入,遏于肌腠,蕴阻肺脾,与气血相搏,正邪相争,邪毒外泄,则疹透肌肤而解。

三、临床表现

（一）西医症状

1. 发热3~5d，体温多达39℃或更高。

2. 热退后出疹，皮疹为红色斑丘疹，分布于面部及躯干，可持续3~4d。部分患儿软腭可出现特征性红斑。

3. 其他症状：眼睑水肿、前囟隆起、咳嗽、腹泻、惊厥等，典型体征除皮疹外还可见到耳后、枕部、颈淋巴结肿大。

（二）中医分型

1. 邪郁肌表

证候：起病急骤，突发高热，持续3~4d，神情正常或稍有烦躁，饮食减少，偶有囟填，少见抽搐，咽喉红赤。舌质偏红，舌苔薄黄，指纹浮紫。

2. 毒透肌肤

证候：身热始退，或热退稍后，肌肤出现玫瑰红色小丘疹，皮疹始见于躯干部，很快延及全身，经1~2d皮疹消退，肤无痒感，口干欲饮、饮食不振。舌质偏红，苔薄少津，指纹淡紫。

四、诊断

1. 血常规检查

在幼儿急疹的早期，血常规检查通常显示白细胞计数正常或偏低，淋巴细胞比例相对增高。这是因为病毒感染主要引起机体的淋巴细胞免疫反应，白细胞在病毒感染时的反应相对较弱。部分情况下，血常规检查可能显示中性粒细胞减少，淋巴细胞计数增高。

2.其他检查

虽然不是常规诊断手段,但可以通过取幼儿的呼吸道分泌物、尿液、粪便等标本进行病原学检查,以判断是否存在人类疱疹病毒6型、7型等病毒感染。在发热后期,医生可能会检查幼儿耳后、枕后、颈部等部位,观察是否有淋巴结肿大的情况。

五、治疗

(一)西医治疗

1.普通病例

目前尚无特效抗病毒药物和特异性治疗手段,主要是对症治疗。注意隔离,避免交叉感染。适当休息,清淡饮食,做好口腔和皮肤护理。

2.重症病例

(1)神经系统受累的治疗:①控制颅内高压:限制入量,积极给予甘露醇降低颅内压治疗,每次0.5~1.0g/kg,每4~8h 1次,20~30min快速静脉注射。根据病情调整给药间隔时间及剂量,必要时加用呋塞米。②酌情应用糖皮质激素治疗,参考剂量:甲泼尼龙1~2mg/(kg·d),氢化可的松3~5mg/(kg·d),地塞米松0.2~0.3mg/(kg·d)。病情稳定后,尽早减量或停用。③酌情静脉注射免疫球蛋白,总量2g/kg,分2~5d给予。④对症治疗:降温、镇静、止惊。密切监护,严密观察病情变化。

(2)呼吸、循环衰竭的治疗:①保持呼吸道通畅,吸氧。②监测呼吸、心率、血压和血氧饱和度。③保护重要脏器的功能,维持内环境稳定。

(3)恢复期治疗:①促进各脏器功能恢复。②功能康复治疗。

(二)中医治疗

1.邪郁肌表

治法:透表散热。

方药:银翘散加减。

2.毒透肌肤

治法:清热生津。

方药:养阴清肺汤加减。

第七节 蛔虫病

一、定义

蛔虫病系蛔虫寄生于人体引起的疾病,是小儿时期最常见的肠道寄生虫病。成虫寄生于人体小肠,可引起蛔虫病,幼虫能在人体内移行引起内脏移行症。儿童食入感染期虫卵而被感染,轻者多无明显症状,异位寄生虫可导致胆道蛔虫病、肠梗阻等严重的并发症,严重者可危及生命。

中医所说的蛔虫病是感染蛔虫卵引起的小儿常见肠道寄生虫病,以反复发作的脐周疼痛,饮食异常,大便下虫,或粪便镜检有蛔虫卵为主要特征。

二、病因和病机

(一)西医病因病机

本病是误食感染性的蛔虫卵所致。蛔虫病患者是本病主要的传染源,生吃未经洗净且附有感染性虫卵的食物或用感染的手取食是主要的传染途径,虫卵亦可随飞扬的尘土被吸入咽下。

蛔虫寄生于小肠中下段,有钻孔的习性,喜碱性环境,当某些因素使寄生环境发生变化时肠道内的蛔虫上行钻到胆道引起括约肌痉挛,引发剧烈绞痛。虫体带入的细菌引起胆道感染,严重时引起肝脓肿或急性重症胆管炎,蛔虫在死亡后其残骸在胆道沉积形成结石。

(二)中医病因病机

饮食不洁,吞入感染性蛔虫卵是本病主要病因。小儿缺乏卫生常识,双手易接触不洁之物,又喜吮手指,以手抓取食物,或食用未洗净的生冷瓜果,或饮用不洁之水,或尘土中的蛔虫卵经口鼻吸入口内,以致食入虫卵,形成蛔虫病。此外,饮食不节,过食生冷油腻,损伤脾胃,湿热内生或素体脾胃虚弱,可为蛔虫滋生创造有利条件。

三、临床表现

(一)西医症状

1. 幼虫移行引起的症状

(1)幼虫移行到肺:可引起蛔幼性肺炎或蛔虫性嗜酸性细胞性肺炎(Loffler综合征),表现为咳嗽、胸闷、气喘、发热、血丝痰或哮喘样症状,血嗜酸性粒细胞增多,肺部体征不明显,X线胸片可见肺部点状、片状或絮状阴影,病灶易变或很快消失。症状1~2周消失。

(2)重症感染:幼虫可侵入脑、肝、脾、肾、甲状腺和眼,引起相应的临床表现,如惊厥、右上腹痛、肝大、肝功能异常、视网膜炎、眼睑水肿及尿的改变等。

2. 成虫引起的症状

成虫寄生于肠道,以肠腔内半消化食物为食。临床表现与蛔虫多少、寄生部位有关。轻者无任何症状,大量蛔虫感染可引起食欲缺乏或多食易饥、恶心、消化不良，腹痛最常见，位于脐周，呈不定时反复发作，不伴有腹肌紧张与压痛。烦躁不安、时而腹泻或便秘，常突然发生脐周阵发性疼痛，按之无压痛。亦可有腹泻、便秘等。儿童患者有时可引起神经症状，如惊厥、夜惊、磨牙、异食癖。虫体的异种蛋白可引起荨麻疹、哮喘、颜面浮肿、鼻黏膜及咽部瘙痒等过敏症状。感染严重者可造成营养不良，影响生长发育。

(二)中医证型

1.肠虫证

证候：脐腹部疼痛，轻重不一，乍作乍止；或不思食，或嗜异食；大便不调，或泄泻，或便秘，或便下蛔虫；面色多黄滞，可见面部白斑、白睛蓝斑，唇内粟状白点，皮肤瘙痒、风团。舌苔多见花剥或腻，舌尖红赤，脉弦滑。

2.蛔厥证

证候：有肠蛔虫症状。突然腹部绞痛，弯腰曲背，辗转不宁，肢冷汗出，恶心呕吐，常吐现胆汁或蛔虫。腹部绞痛呈阵发性，疼痛部位在右上腹或剑突下，疼痛可暂缓解减轻，但又反复发作。重者腹痛持续而阵发性加剧，可伴畏寒发热，甚至出现黄疸。舌苔多黄腻，脉弦数或滑数。

3.虫瘕证

证候：有肠蛔虫症状。突然阵发性脐腹剧烈疼痛，部位不定，频繁呕吐，可呕出蛔虫，大便不下或量少，腹胀，腹部可扪及质软、无痛的可移动团块。病情持续不缓解者，见腹硬、压痛明显，肠鸣，无矢气。舌苔白或黄腻，脉滑数或弦数。

四、诊断

1.可有排蛔虫或呕吐蛔虫史。

2.反复发作的脐周疼痛,腹部按之有条索状物或团块,轻揉可散,食欲异常,形体消瘦,可见挖鼻、咬指甲、面部白斑。

3.合并蛔厥、虫瘕,可见阵发性剧烈腹痛,伴恶心、呕吐,甚或吐出蛔虫。蛔厥者,腹痛见于右上腹或剑突下,可伴有畏寒发热,甚至出现黄疸。虫瘕者,腹痛位在下腹,腹部可扪及虫团,按之柔软可动,多见大便不通。

4.实验室检查:粪便涂片查到蛔虫卵即可确诊。血中嗜酸性粒细胞增高有利于诊断。

需与其他外科急腹症鉴别。

五、治疗

(一)西医治疗

1.驱虫治疗

(1)甲苯咪唑:是治疗蛔虫病的首选药物之一,为广谱驱虫药,能杀灭蛔虫、蛲虫、钩虫、鞭虫等,可直接抑制虫体对葡萄糖的摄入,导致糖原和ATP生成减少,使虫体无法生存。在杀灭幼虫、抑制虫卵发育方面亦起作用。2岁以上驱虫剂量为每次100mg,每日2次,或每日200mg顿服,连服3d,虫卵转阴率为90%~100%。不良反应轻微,偶见肠胃不适、腹泻、呕吐、头痛、头晕、皮疹、发热等。复方甲苯咪唑每片含甲苯咪唑100mg和左旋咪唑25mg,剂量同前。

(2)枸橼酸哌嗪:是安全有效的抗蛔虫和蛲虫药物。能阻断虫体神经肌肉接头冲动传递,使虫体不能吸附在肠壁而随粪便排出体外,麻痹前不兴奋虫体,适用于有并发症的患儿。每日剂量150mg/kg(最大剂量不超过3g),睡前顿服,连服2d。不良反应轻微,大量时偶有恶心、呕吐、腹痛、荨麻疹、震颤、共济失调等,肝肾功能不良及癫痫患儿禁用。有肠梗阻时,最好不用,以免引起虫体骚动。

（3）左旋咪唑：是广谱驱肠虫药，可选择性抑制虫体肌肉中琥珀酸脱氢酶，抑制无氧代谢，减少能量产生，使虫体肌肉麻痹随粪便排出。口服吸收快，由肠道排泄，无蓄积中毒。驱蛔虫每日剂量为 2～3mg/kg，睡前一次顿服或空腹顿服。不良反应轻微，可有头痛、呕吐、恶心、腹痛，偶有白细胞减少、肝功能损害、皮疹等，肝功能不良者慎用。

（4）阿苯达唑：是广谱杀虫剂。能抑制虫体对葡萄糖的摄取，导致糖原和ATP生成减少，使虫体失去能量供应而死亡，能有效抑制虫卵发育。2岁以上驱虫剂量为400mg，睡前一次顿服。治愈率可达96%，如需要，10d后重复1次。不良反应轻微，可有口干、乏力、头晕、头痛、食欲减退、恶心、腹痛、腹胀等。2岁以下者慎用。

2.并发症治疗

（1）胆道蛔虫症：治疗原则为解痉止痛、驱虫、控制感染及纠正脱水、酸中毒及电解质紊乱。驱虫最好选用虫体肌肉麻痹驱虫药。内科治疗持久不缓解者，必要时可手术治疗。

（2）蛔虫性肠梗阻：不完全性肠梗阻可采用禁食、胃肠减压、输液、解痉、止痛等处理，疼痛缓解后可予驱虫治疗。完全性肠梗阻时应及时手术治疗。

（3）蛔虫性阑尾炎或腹膜炎：一旦诊断明确，应及早手术治疗。

（二）中医治疗

治疗原则：本病治疗以驱蛔杀虫为主，辅以调理脾胃之法，具体应用当视患儿体质强弱区别对待。体壮者，当先驱虫，后调脾胃；体弱者，驱虫扶正并举；体虚甚者，应先调理脾胃，继而驱虫。如病情较重，腹痛剧烈，或出现蛔厥、虫瘕等证者，根据蛔虫"得酸则安，得辛则伏，得苦则下"的特性，先予酸、辛、苦等药味，以安蛔止痛,待急症缓解,再择机驱虫。本病腹痛,可配合外治、针灸、推拿等法。如并发症严重,经内科治疗不能缓解者,应考虑手术治疗。

1. 肠虫证

治法:驱蛔杀虫,调理脾胃。

方药:使君子散加减。

2. 蛔厥证

治法:安蛔定痛,继之驱虫。

方药:乌梅丸加减。

3. 虫瘕证

治法:通腑散结,驱虫下蛔。

方药:驱蛔承气汤加减。

第九章 其他疾病

第一节 儿童单纯性肥胖

一、定义

儿童单纯性肥胖症(obesity)是由于长期能量的摄入超过人体的消耗,导致体内脂肪过度积聚,体重超过一定范围的营养障碍性疾病。是各类肥胖中最常见的一种,占肥胖人群的95%左右。这类病人全身脂肪分布比较均匀,没有内分泌紊乱现象,也无代谢障碍性疾病,其家族往往有肥胖病史。这种主要由遗传因素及营养过剩引起的肥胖,称之为单纯性肥胖。肥胖不仅影响小儿的健康,还成为成人肥胖症、冠心病、高血压、糖尿病、胆石症、痛风等疾病以及猝死的诱因,应引起社会和家庭的重视。

中医没有肥胖症的病名,中医学认为饮食不节、肥甘厚味过多,损伤脾胃功能,运化能力减弱,湿热内生,留于孔窍、肌肤,使人臃肿肥胖,久坐少动,久坐伤气,气血流行不畅,脾胃呆滞,运化失司,水谷精微失于输布,化为膏脂和水湿,留滞于肌肤、脏腑、经络而致肥胖。人的先天禀赋对肥胖的影响;七情因素对肥胖的影响也大,一则心宽体胖;二则肝郁脾虚,水谷精微失于输布,化为膏脂和水湿,留滞体内而成肥胖。

二、病因和病机

(一)西医病因病机

单纯性肥胖症占肥胖症的95%~97%,不伴有明显的内分泌、代谢性疾病,其发病与下列因素有关。

1. 能量摄入过多:如长期摄入淀粉类、高脂肪的食物过多,超过机体代谢需要,剩余能量转化为脂肪,积聚于体内。

2. 活动量过少:缺乏适当的活动和体育锻炼也是发生肥胖症的重要因素,即使摄食不多,也可引起肥胖。肥胖儿大多不喜爱运动从而形成恶性循环。

3. 遗传因素:肥胖具有高度遗传性,目前认为肥胖与多基因遗传有关。双亲均肥胖的后代发生肥胖者高达70%~80%;双亲之一肥胖者,后代肥胖发生率为40%~50%;双亲正常的后代发生肥胖者仅为10%~14%。

4. 其他:如进食过快或饱食中枢和饥饿中枢调节失衡以致多食;精神创伤(如亲属病故、学习成绩落后等)以及心理异常等因素亦可致小儿过食而出现肥胖。

(二)中医病因病机

1. 饮食因素:饮食不节,过食肥甘之物,则壅滞难化,损伤脾胃,脾虚则内湿不运,日久躯脂满溢,发生肥胖。

2. 遗传因素:先天禀赋不足,脾肾虚弱,水湿不运,聚湿成痰,壅滞于体内,发生肥胖。

本病的基本病机是脾胃运化失常,痰湿、脂膏内停。病变部位主要在脾、胃,涉及肝、肾、肺,属本虚标实之证。

三、临床表现

(一)西医症状

肥胖可发生于任何年龄,最常见于婴儿期、5～6岁和青春期。患儿食欲旺盛且喜吃甜食、油炸食物和高脂肪食物。

肥胖患儿因行动不便而不喜爱运动,运动时动作笨拙。明显肥胖的患儿常有疲劳感,易乏,用力时出现气短或腿痛。严重肥胖者体格检查可见患儿皮下脂肪丰满,但分布均匀。腹部膨隆下垂。重度肥胖者可因皮下脂肪过多,使胸腹、臀部、大腿出现白色或紫色皮纹。少数肥胖患儿因体重过重,走路时双下肢负荷过度而出现扁平足以及膝外翻。女性肥胖患儿的外生殖器发育大多正常,胸部脂肪增多,应与乳房发育鉴别;男性肥胖患儿由于大腿内侧、会阴部脂肪多,阴茎可隐匿在脂肪组织中而被误诊为阴茎发育不良。

肥胖儿性发育常较早,故最终身高常略低于正常小儿。

患儿因体态肥胖,怕别人讥笑而不愿与其他小儿交往,常出现自卑、胆怯、孤独等心理上的障碍。

(二)中医证型

1. 胃腑热盛

证候:肥胖臃肿,消谷善饥,喜食肥甘,口渴喜饮,大便秘结。舌苔黄厚,脉滑数。

2. 脾虚痰阻

证候:肢体虚胖、困重,疲乏无力,少气懒言,食欲缺乏,腹满,小便少。舌质淡红,苔白腻,脉沉缓。

3. 脾肾两虚

证候:肥胖虚浮,疲乏无力,腰膝酸软,甚者畏寒肢冷,懒言少动。舌质淡红,苔白,脉沉缓无力。

四、诊断

(一)基础诊断

小儿肥胖的诊断以同性别、同身高(长)正常小儿体重均值为标准,超过20%以上者即为肥胖,超过20%~29%者为轻度肥胖、超过30%~49%者为中度肥胖、超过50%者为重度肥胖。

(二)体质指数

体质指数指体重/身高(长)的平方的比值(kg/m^2),是判断肥胖的另一种指标。小儿BMI因年龄性别而异,可查阅图表,如BMI值在85%~95%之间为超重,超过95%为肥胖。

(三)鉴别诊断

1.性幼稚-低肌张力综合征。

2.Alstrom综合征。

3.肥胖性生殖无能综合征。

4.其他内分泌疾病:如肾上腺皮质增生症、甲状腺功能减退症、生长激素缺乏症等。

(四)辅助检查

肥胖儿血清甘油三酯、总胆固醇大多增高,严重肥胖患儿血清β白蛋白也增高;常有高胰岛素血症;血生长激素水平减低,生长激素刺激试验的峰值也较正常儿童为低。肝脏超声波检查常有脂肪肝。

五、治疗

(一)西医治疗

采取控制饮食,加强运动,消除心理障碍,配合药物治疗的综合措施。饮食疗法和运动疗法是两项最主要的措施,其目的是减少产能量性食物的摄入和增加机体对能量的消耗,使体内过剩的脂肪不断减少,从而使体重逐步下降。药物或外科手术治疗均不宜用于小儿。

(二)中医治疗

1.胃腑热盛

治法:清胃泻热。

方药:泻黄散加减。

2.脾虚痰阻

治法:运脾除湿。

方药:胃苓汤加减。

3.脾肾两虚

治法:补益脾肾,温阳化湿。

方药:实脾饮加减。

第二节　营养性维生素D缺乏性佝偻病

一、定义

营养性维生素D缺乏性佝偻病(rickets of vitamin D deficiency)是由于儿童体内维生素D缺乏导致钙、磷代谢失常的一种慢性营养性疾病,使正在生长的长骨干骺端生长板和骨基质矿化不全,表现为生长板变宽和长骨的远端周长增长,在腕、踝部扩大及软骨关节处呈串珠样隆起、软化的骨干受重力作用及肌肉牵拉出现畸形。主要见于两岁以下的婴幼儿,为中国儿科重点防治的四病之一。属于中医"五迟""五软""汗证"的范畴,经过恰当治疗预后良好。

二、病因和病机

(一)西医病因病机

1. 病因

(1)日光照射不足：体内维生素D的主要来源为皮肤内7-脱氢胆固醇经波长为296～310mm的紫外线照射，转化为维生素D_3。因紫外线不能通过玻璃，如小儿缺少户外活动，或者居住处缺乏紫外线照射，易患此病。

(2)维生素D摄入不足：天然食物含维生素D少。如缺少户外活动，不及时补充鱼肝油及蛋黄、肝等含维生素D相对较多的辅食，均易患病。

(3)生长过速：早产或双胎婴儿体内贮存的维生素D不足，而出生后生长速度快，需要维生素D多，易发生佝偻病。

(4)疾病因素：多数胃肠道或肝胆疾病会影响维生素D的吸收。

(5)药物影响：长期服用抗惊厥药物可使体内维生素D不足。

2. 发病机制

维生素D缺乏性佝偻病可以看成是机体为维持血钙水平而对骨骼造成的损害。维生素D缺乏造成肠道吸收钙、磷减少和低血钙症，以致甲状旁腺功能代偿性亢进，甲状旁腺素(PTH)分泌增加以动员骨骼钙释出，使血清钙浓度维持在正常或接近正常的水平；但PTH同时也抑制肾小管重吸收磷，使尿磷排出增加，血磷降低，骨样组织因钙化过程发生障碍而局部堆积，成骨细胞代偿增生、碱性磷酸酶分泌增加，临床上出现一系列佝偻病症状和血生化改变。

(二)中医病因病机

1. 胎养失宜：怀孕期间孕妇的饮食起居，精神调摄，无不影响胎儿的营养与发育。孕妇起居无常，少见日光，营养失调，或疾病影响，都可造成胎儿失养，先天肾气不足。

2. 乳食失调：母乳缺乏，人工喂养，未及时添加辅食，或食品的质和量不能满足小儿生长发育需要，致使营养失衡，脾肾亏虚，发生本病。

3. 日照不足：长期不直接接触阳光，可引起气血虚弱，影响脾肾功能。影响日照不足的因素，常与户外活动少，空气中多烟雾，或阳光被玻璃所挡有关。

本病病机主要为脾肾亏虚。肾为先天之本，脾为后天之本。脾肾不足，可影响其他脏腑，故病变之初，不仅出现脾肾虚弱，还可出现心肝火旺、肺卫不固等证候。肾主骨髓，病之后期，病症较重，常见肾虚髓亏，骨骼不充，骨质疏松，成骨迟缓，甚至骨骼畸形。

三、临床表现

（一）西医症状

1. 初期（早期）

多见于3个月左右的小儿。主要表现为一系列非特异性神经精神症状，如易激惹、烦躁、夜啼、多汗、枕秃等。此期常无骨骼病变，X线检查可正常或见钙化带稍模糊。血生化检查血钙、血磷降低，碱性磷酸酶正常或稍高。此期若不适当治疗则可发展为激期。

2. 激期（活动期）

激期除有上述非特异性神经精神症状外，主要表现为骨骼改变、运动功能及智力发育迟缓。此期血生化检查除血清钙稍降低外，其余指标改变更加显著；X线检查可见骨骺端钙化带消失，呈杯口状、毛刷样改变，骨骺软带增宽；骨质稀疏，可有骨干弯曲或青枝骨折。是由于儿童体内维生素D缺乏贫血常见。

(1)骨骼改变

①头部:小于6个月婴儿以颅骨软化为主,重者用手压枕部或顶骨中央有乒乓球样感;前囟增宽且闭合延迟;7~8个月后患儿顶骨与额骨隆起形成方颅;乳牙萌出迟,牙釉质缺乏并易患龋齿。

②胸部:肋骨与肋软骨交接处膨大成串珠状,可触及或看到,称为佝偻病串珠;因肋骨变软,膈肌附着处的肋骨受牵拉而内陷,形成一条沿肋骨走向的横沟,称为郝氏沟;胸骨及相邻软骨向前突出形成鸡胸,或胸骨下缘内陷形成漏斗胸。

③脊柱与骨盆:重症佝偻病患儿因久坐可有脊柱后弯或侧弯;形成扁脊柱弯曲可伴有骨盆畸形,形成扁平骨盆。

④四肢:患儿手腕、足踝部可形成钝圆性环状隆起,称佝偻病手镯或脚镯,见于6个月以上小儿;小儿开始走路后,可见下肢弯曲形成严重膝内翻("O"形腿)或膝外翻("X"形腿)。

(2)运动功能发育迟缓

患儿全身肌肉松弛,肌张力低下,韧带松弛,表现为头颈软弱无力,坐、立、行等运动功能发育落后;腹肌张力下降致腹部膨隆如蛙腹。

(3)神经、精神发育迟缓

重症患儿脑发育受累,表情淡漠,语言发育迟缓,条件反射形成缓慢;免疫力低下,容易感染。

3.恢复期

患儿临床症状和体征逐渐减轻或消失。血钙、血磷、碱性磷酸酶水平恢复正常,X线检查骨骼异常明显改善。遗留不同程度的骨骼畸形。

4.后遗症期

多见于3岁以后。临床症状消失,血生化及X线检查正常。

(二)中医分型

1.肺脾气虚

证候:形体虚胖,神疲乏力,多汗,发稀易落,肌肉松软,大便不实,纳食减少,囟门增大,易反复感冒。舌质淡,苔薄白,脉细无力。

2.脾虚肝旺

证候:头部多汗,发稀枕秃,面色少华,纳呆食少,坐立、行走无力,夜啼不宁,时有惊惕,甚至抽搐,囟门迟闭,齿生较晚。舌质淡,苔薄,脉细弦。

3.肾精亏损

证候:面白虚烦,多汗肢软,精神淡漠,智识不聪,出牙、坐立、行走迟缓,头颅方大,鸡胸龟背,肋骨串珠,肋缘外翻,下肢弯曲,或见漏斗胸等。舌质淡,舌苔少,脉细无力。

四、诊断

(一)临床诊断

1.临床表现

本病好发于3个月至2岁的小儿。主要表现为生长中的骨骼病变、肌肉松弛和一系列非特异性神经精神症状。重症佝偻病患儿还可有消化和心肺功能障碍,并可影响智能发育和免疫功能等。

2.辅助检查

(1)血生化检查:血钙可稍低,血磷降低,钙磷乘积低于30,碱性磷酸酶增加。

(2)X线检查:常摄腕部正位片。显示干骺端明显增宽,临时钙化带不清,呈毛刷样、杯口状改变,骨干骨密度减低。

(二)鉴别诊断

1.软骨营养不良:是一遗传性软骨发育障碍,出生时即可见四肢短、头大、前额突出、腰椎前突、臀部后凸。根据特殊的体态（短肢型矮小）及骨骼X线作出诊断。

2.低血磷抗生素D佝偻病：多在1岁以后发病，2～3岁后仍有活动性佝偻病表现，无力，血钙多正常，尿磷增加，血磷明显减低。采用常规剂量的维生素D治疗无效。

3.远端肾小管性酸中毒：为远曲小管泌氢不足，从尿中丢失大量钠、钾、钙，继发甲状旁腺功能亢进，骨质脱钙，出现佝偻病体征。患儿骨骼畸形显著，身材矮小，有代谢性酸中毒，多尿，碱性尿，除低血钙、低血磷之外，血钾亦低，血氨增高，并常有低血钾症状。

4.维生素D依赖性佝偻病：为常染色体隐性遗传，可分二型：Ⅰ型为肾脏1-羟化酶缺陷，使25-$(OH)D_3$转变为1,25-$(OH)_2D_3$发生障碍，血中25-$(OH)D_3$浓度正常；Ⅱ型为靶器官受体缺陷，血中1,25-$(OH)_2D_3$浓度增高。两型临床均有严重的佝偻病体征，低钙血症、低磷血症，碱性磷酸酶明显升高及继发性甲状旁腺功能亢进，Ⅰ型患儿可有高氨基酸尿症；Ⅱ型患儿的一个重要特征为脱发。

5.肾性佝偻病：由于先天或后天原因所致的慢性肾功能障碍，导致钙磷代谢紊乱，血钙低，血磷高，甲状旁腺继发性功能亢进，骨质普遍脱钙，骨骼呈佝偻病改变。多于幼儿后期症状逐渐明显，形成侏儒状态。

五、治疗

(一)西医治疗

本病治疗的目的在于控制病情的活动，防止骨骼畸形。

1.维生素D治疗：治疗以口服维生素D为主，同时配合日照与合理营养。各期治疗方法如下。

(1)初期：维生素D口服，每日1000～2000IU。

(2)激期:维生素D口服,每日2000~4000IU。合并自发性骨折或严重骨质疏松等极重病例可适当加大维生素D用量,但每日用量不超过10 000IU,1月后恢复预防量。有并发症和无法口服者可肌肉注射维生素D_3 20万~30万IU,2~3个月后给预防量。

(3)恢复期:夏季多晒太阳;冬季一次口服或肌肉注射维生素$D_3$10万~20万IU;或者每日给予维生素D预防量口服。

(4)后遗症期:加强锻炼,骨骼畸形者采取主动或被动运动矫正,严重畸形者考虑行外科手术矫形。

2.钙剂治疗:以食补为主,钙剂只是补充食物中钙摄入不足,一般可给葡萄糖酸钙、乳酸钙、碳酸钙、氯化钙等,每次0.5~1g,每日2~3次,与维生素D配合用。

(二)中医辨证论治

1.肺脾气虚

治法:健脾益气,补肺固表。

方药:人参五味子汤加减。

2.脾虚肝旺

治法:健脾助运,平肝熄风。

方药:益脾镇惊散加减。

3.肾精亏损

治法:补肾填精,佐以健脾。

方药:补肾地黄丸加减。

主要参考文献

[1]万力生,程红.儿科中西医结合诊疗技巧[M].广州:广东科技出版社,2005.

[2]王孟清.儿科中西医诊疗套餐[M].北京:人民军医出版社,2013.

[3]陈永辉.儿科疾病中西医治疗[M].北京:人民卫生出版社,2001.

[4]欧正武,张宝林.实用儿科手册[M].长沙:湖南科学技术出版社,1996.

[5]赵伟光,王希明.中西医结合儿科常见病诊疗手册[M].北京:人民军医出版社,2007.

后　　记

　　《儿科常见疾病中西医结合诊疗方略》一书不仅系统介绍了儿科常见疾病的诊断与治疗方法,还深入探讨了中西医结合在儿科疾病诊疗中的独特优势与应用前景。本书凝聚了笔者中西医结合的临床经验,为儿科医生及医疗工作者提供一本全面、实用的参考指南。

　　中西医结合在儿科疾病诊疗中的应用前景广阔,随着现代医学技术的不断进步与中医理论的持续深化,笔者有理由相信,中西医结合将成为儿科疾病诊疗的主流趋势。此外,随着全球健康观念的转变,人们对预防医学的重视程度日益提高。中西医结合的诊疗模式将在儿童保健、疾病预防等方面发挥更大作用。通过中医调养、西医体检等手段的综合运用,将能够为儿童提供更加全面、科学的健康管理服务。